耳鼻咽喉头颈外科

疾病健康指导

主审 ◎ 李亚敏　杨新明

主编 ◎ 彭　霞

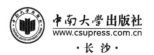

中南大学出版社
www.csupress.com.cn

·长沙·

图书在版编目(CIP)数据

耳鼻咽喉头颈外科疾病健康指导 / 彭霞主编. —长沙：
中南大学出版社，2023.8

ISBN 978-7-5487-5443-5

Ⅰ．①耳… Ⅱ．①彭… Ⅲ．①耳鼻咽喉病－诊疗②头
部－疾病－诊疗③颈－疾病－诊疗 Ⅳ．①R762②R65

中国国家版本馆 CIP 数据核字(2023)第 122608 号

耳鼻咽喉头颈外科疾病健康指导
ERBI YANHOU TOUJING WAIKE JIBING JIANKANG ZHIDAO

彭霞　主编

□出 版 人	吴湘华	
□责任编辑	陈　娜	
□责任印制	唐　曦	
□出版发行	中南大学出版社	
	社址：长沙市麓山南路	邮编：410083
	发行科电话：0731-88876770	传真：0731-88710482
□印　　装	广东虎彩云印刷有限公司	

□开　　本	710 mm×1000 mm 1/16	□印张 17	□字数 300 千字	
□版　　次	2023 年 8 月第 1 版	□印次 2023 年 8 月第 1 次印刷		
□书　　号	ISBN 978-7-5487-5443-5			
□定　　价	89.00 元			

编委会

◇ 主　审
李亚敏　杨新明

◇ 主　编
彭　霞

◇ 副主编
谢常宁　杨新明　李仕晟　刘　伟
汪　芹　朱刚才　李　苗

◇ 编　委（以姓氏笔画为序）
马彩莉　王　芳　尹丹辉　邓　婷
冯叶开　朱刚才　刘　伟　苏　晶
李　苗　李仕晟　杨　丽　杨　波
杨新明　汪　芹　汪　斌　张　颖
阿依努尔·吐尔地　　　陈俐君
夏晓晨　徐　蓉　黄惠梅　符金凤
梁飚绵　彭　霞　蒋　俪　童馨莹
谢常宁　雷倍美

前言

近年来，随着社会经济的发展和人民生活水平的不断提高，人们对健康的需求也越来越高。本书通过还原临床真实案例，对耳鼻咽喉头颈外科常见病和多发病知识展开叙述，让广大读者朋友们可以通过通俗易懂的临床疾病案例描述，尽早认识疾病的特点，避免因疾病知识匮乏，存在盲区、误区而贻误病情，或者漏诊和误诊。同时正确引导患者在就诊过程中积极配合医生的诊断和治疗，指导患者在日常生活中加强自我保健，倡导健康的生活方式。

本书包括"鼻部疾病篇""耳部疾病篇""咽喉部疾病篇""综合篇"等内容，涵盖了耳鼻咽喉头颈外科的大部分疾病。每篇针对各疾病分别从临床案例、疾病知识、诊断与治疗、预防及健康指导等方面展开叙述，为医患双方搭建了一座沟通的"桥梁"。

承担本书撰写工作的包括从事耳鼻咽喉头颈外科临床工作 40 余年的主任医师 1 人及副主任医师 4 人，主治医师 7 人，主任护师 1 人，以及从事耳鼻咽喉头颈外科临床护理及管理工作 10 年以上的主管护师 10 余人。本书是众多临床专家多年丰富临床经验和智慧的结晶。

因编撰时间有限，书中难免有疏漏和不足，望广大读者和同行批评指正。

2023 年 4 月

目录

鼻部疾病篇

耳部疾病篇

咽喉部疾病篇

鼻部疾病篇

第一章　鼻出血

一、老年人突然鼻出血不止——警惕高血压引起的血管爆裂

【临床案例】

高老伯今年60岁了，平时身体健康，自我感觉良好。晚上打麻将时突然鼻子出血、口里吐血，家人赶紧将其送到医院看急诊。医生帮高老伯进行了鼻腔填塞止血，然后测血压为190/110 mmHg。老人平时没有头痛头昏等不适，也没有测过血压。住院观察并服用降压药后几天，血压逐渐恢复正常，拔出鼻腔填塞物后鼻腔未再出血。临床上确有部分高血压患者没有主观症状，往往被忽视。由于老年人动脉硬化，血管弹性差，血管脆性增加，鼻腔和颅内的血管更容易因血压升高而破裂。

【疾病知识】

鼻出血，又称鼻衄，是指鼻腔及周围组织的血管破裂，血液向前经鼻孔流出或向后流入咽部，临床上比较常见，可由鼻本身疾病引起，亦可为全身疾病所致。

1.病因

（1）局部原因。

①鼻外伤。机械性创伤：如车祸、跌伤、拳击伤及挖鼻等。放射性损伤：头颈部肿瘤放疗期间及放疗后，鼻黏膜发生充血肿胀、糜烂溃疡可引起鼻出血。气压性损伤：在高空飞行、潜水过程中，如果鼻窦内外的气压差突然变化过大，鼻腔鼻窦内黏膜血管扩张破裂出血。

②鼻中隔偏曲。发生在骨嵴或骨棘（矩状突）附近或鼻中隔偏曲的凸面。该处黏膜较薄，空气气流的流向在此处发生改变，故黏膜变得干燥，导致血管破裂出血。鼻中隔穿孔的患者由于穿孔边缘的黏膜干燥、糜烂，可反复鼻出血。

③鼻部炎症。急慢性鼻炎鼻窦炎、干燥性鼻炎、萎缩性鼻炎等易引起鼻出血。鼻部特异性感染：结核、狼疮、梅毒、麻风等特异性感染，因有黏膜糜烂、溃疡、肉芽而引起鼻出血。

④肿瘤。鼻腔鼻窦肿瘤可引起鼻出血，并且可能是恶性肿瘤的早期主要症状之一。

⑤鼻腔异物。常见于儿童，因鼻腔异物长期存留于鼻腔内而鼻腔黏膜糜烂出血。

（2）全身原因。

①心血管系统疾病。高血压与动脉硬化是老年人鼻出血的重要原因。高血压患者在用力过猛或情绪激动时，血压更高，可诱发鼻腔血管破裂出血。此外，心脏疾病、肺心病等也可能引起鼻出血。

②出血性疾病及血液病。如血小板减少、过敏性紫癜、遗传性出血性毛细血管扩张症、血友病及凝血因子障碍性疾病等。

③急性发热性传染病。如上呼吸道感染、流行性感冒、出血热、猩红热、麻疹及伤寒等。

④其他全身性疾病。妊娠、尿毒症、风湿热及严重的肝病患者可因肝脏合成凝血因子障碍而引起鼻出血。

2.临床表现

（1）鼻出血多数为单侧，亦可为双侧。

（2）可间歇反复出血，亦可呈持续性出血。

（3）出血量多少不一，轻者涕中带血数滴或数毫升，重者可为几十毫升甚至数百毫升，导致失血性休克。经常反复出血者可引发贫血。

（4）出血部位多数发生于鼻中隔前下部的易出血区（Little's 区），有时可见喷射性或搏动性小动脉出血。少年儿童、青年人鼻出血多发生于此区。

（5）中老年人的鼻出血，常常与高血压和动脉硬化有关，出血部位多见于鼻腔后部。

（6）鼻腔后部出血常迅速流入咽部，从口中吐出。

【诊断与治疗】

1. 诊断

（1）详细询问病史及出血情况，确认出血源于鼻腔还是相邻组织。

（2）确定出血部位，结合前鼻镜、鼻内镜和 CT、MRI 检查，判断出血部位。

（3）血常规及凝血功能检查。

（4）估计出血量，评估患者全身状况，有无出血性休克，必要时须与相关科室会诊明确出血原因，排查全身性疾病。

（5）注意与气管、支气管及肺部出血引起的咯血鉴别。如支气管扩张、肺结核、肺癌等。急性上消化道出血致大量呕血时，血液可从口腔及鼻腔涌出，可根据患者既往病史、体征及辅助检查鉴别。

2. 治疗

（1）稳定患者及其家属情绪以免患者因情绪失控而血压升高，使出血加剧；及时测量患者血压、脉搏，必要时予以补液，维持生命体征平稳。

（2）寻找出血点：病情允许的情况下先行前鼻镜检查，应用1%麻黄素及地卡因充分收缩并麻醉鼻黏膜，尽可能快速找到出血部位，并准确止血。如有条件，最好是在鼻内镜下寻找、检查出血点，以便实施止血治疗。

（3）鼻腔止血：根据患者鼻腔出血的轻重缓急、出血区域、出血量及病因，选择不同的止血方法。

①指压法：患者可用手指捏紧双侧鼻翼或将出血侧鼻翼压向鼻中隔 10~15 分

钟,同时冷敷前额和后颈部。此方法适用于出血量少且出血在鼻腔前部的患者。

②局部止血药物:适用于较轻的鼻腔前段出血。对于出血区域,可用棉片浸以1%麻黄素、1‰肾上腺素或凝血酶,填塞鼻腔数分钟至数小时,可达到止血的目的。

③烧灼法:常用的有化学药物烧灼和物理烧灼(包括电烧灼、激光烧灼和微波烧灼等)。对于出血部位,可用该方法止血。

④前鼻孔填塞术:适用于前鼻活动性出血剧烈或出血部位不明的患者。

⑤凡士林油纱条前鼻孔填塞术:这是传统的止血方法,多数患者通过填塞可止血,但较为痛苦。目前应用一些新型的止血材料如止血海绵等,减轻了凡士林油纱条填塞的痛苦,止血效果较好。

⑥后鼻孔填塞术:前鼻孔填塞后仍出血不止,特别是位于鼻腔后部近鼻咽部的出血,血向后流入咽部或从对侧鼻腔涌出,应选择后鼻孔填塞术。

⑦血管栓塞:通过数字剪影血管造影(DSA)技术,可对出血部位定位并对该部位的血管进行栓塞治疗。

⑧血管结扎术:根据出血部位选择结扎的血管,如鼻内镜下蝶腭动脉结扎、筛前动脉结扎、上颌动脉结扎或颈外动脉结扎。

【预防及健康指导】

(1)鼻出血多发生在气候干燥的秋冬季节,特别是北方地区,因此,应保持室内空气湿度≥60%。

(2)有高血压的老人平日活动时动作要慢,并定期测量血压,将血压维持在正常范围。

(3)反复鼻出血的患者要注意饮食,可选择一些易消化的软食,多吃水果蔬菜,忌辛辣刺激性饮食,并保持大便通畅。

(4)纠正挖鼻、揉鼻等不良习惯。

(5)反复鼻出血患者应及时就医,排除严重的全身及局部疾病特别是恶性肿瘤引起的鼻出血。

二、小儿常流鼻血是"小病"吗？——也可能是血液系统疾病在捣乱

【临床案例】

前几天，5岁的小越因为流鼻血不止被妈妈带到耳鼻咽喉科门诊看医生，医生紧急帮小越进行止血治疗，详细询问后得知小越经常流鼻血，出血量时多时少，但每次都需要很长时间才能止血。医生觉得情况不对，建议小越做个血常规和凝血因子检查。小越妈妈觉得孩子流鼻血是一个小毛病，没有必要花冤枉钱和浪费时间，没有接受医生的建议。然而过了几天，小越又流鼻血了，这次医生再次花费了很长时间才帮小越止住血。在医生的耐心劝说下，小越妈妈意识到事情的严重性，愿意接受进一步检查。随后，检查结果显示小越的凝血功能有异常，缺乏第Ⅷ凝血因子，是典型的血友病。血友病为遗传性疾病，缺乏第Ⅷ凝血因子，易自发出血，多为瘀斑、血肿；膝、踝、肘、腕等关节易出血，反复出血可致关节畸形，口鼻黏膜出血也多见。

流鼻血是部分血液系统疾病的常见症状，如血友病、白血病和血小板减少性紫癜等。故小儿流鼻血，不能掉以轻心！

【疾病知识】

1.病因

导致小儿鼻出血的血液系统疾病有：遗传性出血性毛细血管扩张症、维生素C缺乏症、过敏性紫癜、原发性或继发性血小板减少性紫癜、各型血友病、维生素K缺乏症、白血病等。

2.临床表现

（1）自发、反复流鼻血。

（2）凝血时间长。

（3）身体其他部位出现瘀点瘀斑或血肿，如血友病可有膝、踝、肘、腕等关节出血，反复出血可致关节畸形；白血病则会伴有感染发热、贫血和骨关节疼痛。

【诊断与治疗】

1. 诊断

（1）导致小儿鼻出血的原因有很多，最常见的原因是鼻中隔前下方黏膜毛细血管扩张破裂（常可自止）。鼻出血时，人们可能会忽略血液系统疾病，因为血液系统疾病一般会首发其他症状，而流鼻血缺乏特异性。因此，凡儿童自发、反复流鼻血，均须详细询问病史、有无家族遗传病、有无发热，仔细做体格检查，检查其他部位有无瘀点瘀斑及关节畸形肿痛，做内镜检查排除局部原因并检查血常规和凝血功能。

（2）鼻内镜检查可观察鼻咽部有无出血点，鼻黏膜有无异物附着，排除局部病因。

（3）血常规检查主要检查有无白细胞增高，血小板数量异常及红细胞数量减少。

（4）检查凝血时间是否延长（轻型可正常），凝血酶原消耗是否正常。凝血因子测定有无异常。若怀疑白血病，还需要进行骨髓穿刺检查及骨髓切片检查。

（5）小儿鼻出血临床上需鉴别局部病因如创伤、挖鼻等，以及全身性病因如血液系统疾病。

2. 治疗

小儿鼻出血的治疗应根据病因来确定治疗方案。

（1）由局部因素引起的鼻出血，物理止血或药物止血即可，并消除局部病因。

（2）由全身性因素如血液系统疾病引起的鼻出血，在进行鼻部症状治疗后，需转移至血液科进行评估治疗。

【预防及健康指导】

(1)小儿鼻出血多为物理因素所致,应该对儿童进行健康教育,勿挖鼻,勿放异物至鼻部,勿进行危险行为,预防创伤;干燥性天气进行适当的保湿措施。

(2)对有血液遗传病史父母的儿童应进行血液系统疾病筛查,早发现,早治疗。

(3)对已确诊血液系统疾病的患儿,应该耐心安抚,劝导患儿不要挖鼻损伤鼻黏膜。一旦出现流鼻血症状,父母应重视并到医院治疗,同时定期到医院复查。

三、男孩经常性鼻出血——警惕鼻咽纤维血管瘤

【临床案例】

一个15岁的男孩最近出现右侧鼻腔出血,出血量较大,自行鼻腔填塞止血失败后去医院就诊,经电子鼻咽镜检查发现右侧鼻腔近后鼻孔处可见淡红色新生物。鼻窦磁共振成像(MRI)显示:右侧鼻腔后部-鼻咽占位性改变,考虑鼻咽纤维血管瘤可能性较大。根据患者性别、年龄、查体及影像学检查,诊断:鼻咽纤维血管瘤。追问病史发现,其父母告诉医生,男孩6年前开始反复出现右鼻少量出血,未予重视,之后出现了听力下降。医生告诉男孩父母,早期出现鼻出血的时候就应该来医院就诊,进行详细的检查。反复出现的鼻出血和进行性听力下降都是鼻咽纤维血管瘤的临床表现。尽管男孩通过手术治疗恢复了健康,但鼻咽纤维血管瘤的早期发现和相关知识要引起人们的重视。

【疾病知识】

鼻咽纤维血管瘤又称为男性青春期出血性鼻咽血管纤维瘤。多发生于蝶骨

体、枕骨基部，常见于鼻后外侧壁的血管和蝶骨翼突的根部。肿瘤内主要为致密纤维组织，内含丰富的血管，血管管壁薄，缺乏弹性，损伤后不易收缩，常致大出血。

1.病因

鼻咽纤维血管瘤的病因不明，有学者提出多种假说试图阐明其发病机制。性激素-受体依赖学说是目前大多数学者接受的病因学说。也有学者提出胚胎发育过程中可勃起的生殖组织异位残留在鼻咽部，在青春期雄性激素的刺激下肿瘤生长。还有生长因子作用学说、基因突变学说等。

2.临床表现

(1)早期可有单侧鼻出血、鼻塞的症状。

(2)随着疾病的进展，会发生广泛的骨质破坏、颅内出血、面部畸形、听力减退，严重者会出现鼻出血及失明，可危及生命。

【诊断与治疗】

1.诊断

(1)多见于男性青少年，常见症状为反复鼻出血，可出现鼻塞进行性加重，也有患者出现局部压迫症状而导致听力下降、面部畸形等，应结合患者年龄及临床症状作出初步诊断。

(2)进一步诊断常用的辅助检查以影像学检查为主，如 CT 检查、MRI 检查及血管造影等，电子鼻咽镜检查、鼻内镜检查能明确鼻咽部是否有占位或者新生物。

①增强 CT 显示后鼻腔蝶腭孔附近有增强软组织肿块，可延伸甚至超过鼻咽、翼腭窝和邻近的鼻窦。CT 在评估骨受累方面表现更好，有很高的空间分辨率。

②MRI 可以显示更高的对比分辨率。肿瘤呈类圆形、椭圆形或分叶状，边界较清楚。T_1 加权像呈中等信号，T_2 加权像呈明显高信号，信号不均匀，肿瘤内部掺杂血管流空信号，呈"胡椒盐"样改变，为本病的典型 MRI 征象，增强

CT 扫描肿瘤显著强化。肿瘤较大时可压迫周围组织，广泛累及邻近结构（眼眶、鼻腔、鼻窦甚至颅内海绵窦等）。MRI 可清晰显示肿瘤的侵犯范围。

（3）血管造影（DSA）检查：可进一步帮助确定血管和血管供应范围并评估，为术前规划提供依据。同时可以明确供血动脉并进行栓塞，减少术中出血。

（4）虽然病理诊断可以确诊，但由于血管瘤在活检过程中易出现大出血，因此不主张对鼻咽纤维血管瘤行活检。

（5）诊断上须注意与嗅神经母细胞瘤、鼻窦息肉、鼻咽癌等相鉴别。

2. 治疗

鼻内镜手术是目前主要治疗方式，但由于肿瘤血管分布广泛，术前行血管造影并供血血管栓塞可减少术中出血及相关并发症，同时有助于更好地识别肿物血供。根据肿瘤的范围和部位采取不同的手术方案。

【预防及健康指导】

（1）鼻咽纤维血管瘤为良性肿物，预后通常较好，但有可能术后复发。

（2）复发高峰为术后 6~36 个月，因此推荐随访第 1 年每 6 个月复查 1 次，以后每年复查 1 次直到术后 5 年，术后每年均须复查 MRI。

（3）通过良好的手术治疗和及时临床随访，该类肿瘤通常预后良好。要树立战胜疾病的信心，寻求正规的治疗。

第二章 鼻中隔偏曲、鼻炎、鼻窦炎、鼻息肉

 一、经常鼻塞和头痛，可能是"娘胎"里带来的祸——鼻中隔偏曲

【临床案例】

27岁的小李近半年来经常出现左侧鼻塞，以及频繁的头痛。最近鼻塞更加严重了，开始持续性地鼻塞，擤鼻涕的时候还会出点血，左侧的耳朵也觉得闷胀。去医院看病，医生给小李做了鼻内镜检查，检查发现鼻中隔左侧偏曲，双侧的下鼻甲充血肿胀。鼻窦CT检查提示：鼻中隔左侧偏曲。根据患者症状、查体及影像学检查，诊断：鼻中隔偏曲。小李告诉医生鼻塞已经折磨他10多年了，用了很多民间偏方和滴鼻药都只能暂时缓解，近几年还出现了头痛，很影响他的工作和生活。医生告诉小李，鼻中隔偏曲这个疾病可能是"娘胎"里带来的，早点来医院进行规范化的治疗可以减少很多痛苦。民间偏方和滴鼻药的成分多不明确，有些含有麻黄碱，这些药物虽然能暂时缓解症状，但是持续使用会导致药物性鼻炎，使得鼻塞加重。小李通过以手术为主的综合治疗后症状明显缓解。鼻中隔偏曲的治疗和相关知识要引起人们的重视。

【疾病知识】

鼻中隔偏曲是指鼻中隔向一侧或两侧弯曲，或鼻中隔一侧或两侧局部突起，引起鼻腔、鼻窦生理功能障碍并产生鼻塞、鼻出血、头痛等症状。

1.病因

鼻中隔偏曲的主要病因是发育异常。鼻中隔因发育受限而发生鼻中隔偏曲。鼻外伤可发生鼻中隔偏曲或鼻中隔软骨脱位，鼻腔或鼻窦肿瘤压迫鼻中隔也可出现变形。此外，遗传也是一个重要因素。

2.临床表现

(1)鼻塞为鼻中隔偏曲最常见的症状，可表现为单侧鼻塞，也可出现双侧鼻塞。

(2)偏曲部位压迫下鼻甲或中鼻甲，可引起同侧反射性头痛。鼻塞加重后尤为明显。

(3)鼻出血部位多见于偏曲的凸面或棘、嵴处，因该处黏膜较薄、张力较大、血供丰富，易发生糜烂、出血。

(4)邻近器官受累症状：影响咽鼓管通气引流而引起耳鸣、耳闭。长期鼻塞、张口呼吸，易发生感冒和上呼吸道感染，并可在睡眠时发生严重的打鼾症状。

【诊断与治疗】

1.诊断

(1)结合病史和症状，鼻中隔偏曲诊断较为容易。值得注意的是鼻中隔偏曲(即使程度较轻)可能会影响鼻腔或鼻窦手术，以及手术后的效果，即可能会引起术野狭窄或术后鼻腔、鼻窦的通气引流障碍和粘连等。

(2)辅助检查。

①内镜检查主要有前鼻镜检查和鼻内镜检查，在充分收缩鼻黏膜后注意观

察鼻腔深部。观察鼻中隔与鼻腔、鼻道和鼻甲的解剖结构关系及对鼻腔、鼻窦通气引流产生的影响。

②水平位和冠状位 CT 鼻窦扫描，在了解鼻中隔偏曲形态的同时，可清晰观察鼻中隔与相邻结构的解剖关系，并了解鼻中隔形态异常与鼻窦疾病的相关性。鼻窦 CT 扫描对鼻中隔偏曲的评估意义：鼻中隔与其相邻结构的解剖关系及临床症状的相关性；鼻中隔偏曲与鼻窦炎的相关性；提示手术矫正的部位和范围；可能影响鼻内镜下的手术操作；影响术后鼻腔鼻窦通气引流及导致术后鼻腔粘连的可能性。

（3）诊断上须注意与鼻中隔结节、鼻中隔梅毒瘤相鉴别。鼻中隔结节为鼻中隔黏膜局限性肥厚形成的突起，以探针触及，质地柔软。鼻中隔梅毒瘤较为罕见，其质地可能较硬，黏膜充血明显。

2. 治疗

手术矫正是鼻中隔偏曲唯一治疗方法。若伴有鼻息肉或鼻甲肿大，可以同时行鼻息肉或鼻甲手术。

【预防及健康指导】

（1）预防重点主要是防止鼻部外来损伤。鼻中隔偏曲合并鼻出血患者应避免用力抠鼻。保持鼻腔黏膜湿润，可采用空气湿润法、抹油法等。

（2）出现鼻部不适症状应尽早检查，寻求正规的治疗，早日减轻不适症状，而不要相信偏方或采用民间方法来治疗。

（3）选择合适的治疗方案，进行个体化的精准治疗，大部分患者术后症状改善明显。部分鼻塞、头痛、鼻出血症状改善不明显的患者，在经过充分评估，排除鼻腔鼻窦其他疾病并经过药物治疗仍然无法缓解的，可以再次手术。

二、鼻孔里的"荔枝肉"，是什么？——鼻息肉

【临床案例】

最近一个月，王阿姨发现自己鼻塞，尤其是睡觉的时候，感觉左边鼻子完全不通气，右侧稍微好一些。王阿姨以为是鼻炎，并未在意。后来，公司安排体检，王阿姨看到有耳鼻咽喉科体检项目，决定顺便去检查一下鼻子。出乎意料的是体检医生告诉王阿姨，她的左侧鼻腔内有一个表面光滑、灰白色的半透明肿物，就像"荔枝肉"一样，怀疑是鼻息肉，但仍需要到专科门诊进一步检查。王阿姨询问医生是否可以药物治疗，她害怕做手术。医生告诉王阿姨，她的鼻息肉完全堵塞鼻腔，药物治疗效果可能欠佳，应当尽早手术治疗，放任发展会越来越严重，甚至有夜间憋醒的可能。王阿姨听从了医生的建议，手术后鼻塞的症状果然消失了。

鼻塞不一定是鼻炎，还有可能是"荔枝肉"在作怪，不可掉以轻心，早发现早治疗。

【疾病知识】

鼻息肉是一种常见的鼻腔或鼻窦黏膜组织的良性增生，多认为由长期的炎症反应所致。鼻息肉组织一般比较柔软，也无恶变倾向，一般下垂呈水滴状或葡萄状，触之柔软而不痛。根据病理特征可分为嗜酸性粒细胞型、感染型和其他型。

鼻息肉可见于任何人，但好发于成年人，男性发病率高于女性，并具有家族倾向性。

1.病因

鼻息肉的发病机制仍不清楚，根据中鼻道微环境学说，中鼻道微环境间隙

狭窄，凹凸不平，气流紊乱，加上纤毛功能减弱、纤毛活动障碍及中鼻道黏膜血流较鼻内其他部位明显减少，局部易受有害因子损伤，为鼻息肉的形成创造了条件。根据鼻息肉组织可查到较多肥大细胞、嗜酸性粒细胞和 IgE 生成细胞，且其液体内免疫球蛋白 E(IgE)水平增高。此外，遗传因素和环境因素也有一定影响。

2. 临床表现

（1）鼻息肉双侧多发，单侧较少。

（2）鼻塞：多为持续性鼻塞，随息肉体积长大而加重。

（3）分泌物增多：鼻腔分泌物增多时伴有喷嚏，分泌物可为浆液性、黏液性，如并发鼻窦感染，分泌物可为脓性。

（4）多有嗅觉障碍：鼻塞重者说话呈闭塞性鼻音，睡眠时打鼾。

（5）呼吸障碍：息肉蒂长者可感到鼻腔内有物随呼吸移动。后鼻孔息肉可致呼气时经鼻呼气困难。

（6）耳鸣和听力减退：若息肉阻塞咽鼓管口，可引起耳鸣和听力减退。

（7）息肉阻塞鼻窦引流，还可引起鼻窦炎，导致鼻背、额部及面颊部胀痛不适。

【诊断与治疗】

1. 诊断

（1）鼻镜检查可见鼻腔内有一个或多个表面光滑的，呈灰白色、淡黄色或淡红色的如荔枝肉状半透明肿物。触之柔软，不痛，不易出血。鼻腔内可见到稀薄浆液性或黏稠、脓性分泌物。

（2）巨大鼻息肉可引起外鼻变形，鼻背变宽，形成"蛙鼻"。诊断上须与囊肿、异物和恶性肿瘤相鉴别。

2. 治疗

小息肉可以通过药物治疗控制生长，较大息肉保守治疗效果欠佳者须手术治疗。

【预防及健康指导】

(1)如有鼻部疾病,请及时到耳鼻咽喉专科就诊。

(2)工作生活环境应保持空气新鲜。

(3)忌辛辣、酒类等刺激性食品。

(4)鼻息肉采取有效药物如激素类鼻喷药物,可以预防一些类型的鼻息肉复发。对于复发的鼻息肉,有时必须通过再次手术治疗。

三、打喷嚏、流鼻涕并非都是感冒——警惕变应性鼻炎

【临床案例】

刚进入秋天,李云就开始不断打喷嚏、流清水样鼻涕。李云以为是换季感冒了,就自行购买了感冒药服用,然而服用两周都不见好转。打喷嚏、流鼻涕严重影响了李云的工作和生活,于是便到医院耳鼻咽喉科就诊。医生询问后发现李云除流鼻涕、打喷嚏外,没有全身乏力、发热和咳嗽等症状,于是建议李云做过敏原测试,结果显示李云对花粉和粉尘过敏,而秋季是花粉和粉尘的常见季节。再次询问家族史,得知李云的父亲有变应性鼻炎病史。医生告知李云,她并非感冒,而是变应性鼻炎,建议李云加强鼻部防护,经常打扫卫生、除尘除螨,常用洗鼻器洗鼻,必要时使用药物治疗或进行脱敏治疗。

打喷嚏、流鼻涕是变应性鼻炎的典型症状,看似是小病,但会严重影响正常生活和工作,并可能引发哮喘。

【疾病知识】

变应性鼻炎,俗称过敏性鼻炎,是一种极为常见的鼻黏膜非感染性炎症,

是指特异性个体暴露在吸入性变应原(过敏原)下，变应原诱发的主要由特异性免疫球蛋白E介导的、多种炎性细胞参与的鼻黏膜非感染性慢性炎症性疾病。

1.病因

变应性鼻炎的病因主要有：遗传，大气污染加剧，接触过敏原如尘螨、霉菌、宠物和昆虫。患有哮喘病、有哮喘或过敏性鼻炎家族史的小儿，发生过敏性鼻炎的风险较普通人群高出 2~6 倍。

2.临床表现

(1)喷嚏：喷嚏以清晨和睡醒最严重，一般在 5 个以上。遇见过敏原时，如不及时脱离环境，可能会打喷嚏不止。

(2)鼻痒：鼻痒时会不断用手指或手掌擦鼻前部或揉鼻子，有些患者鼻痒时常做歪口、耸鼻、按住鼻子尖及捏着鼻子等奇怪动作，不断揉鼻子会导致鼻黏膜毛细血管破裂，可能出现鼻出血症状。

(3)流涕：鼻涕为清水涕，鼻塞或继发感染时可变黏稠。

(4)鼻塞：鼻塞常随体位变动而改变，如左侧卧则左鼻塞而右鼻通，右侧卧则右鼻堵而左鼻通。鼻塞严重时会张口呼吸。

(5)嗅觉下降：大部分病史较长、症状严重的患者会出现嗅觉下降甚至完全丧失。

(6)眼痒、流眼泪：过敏性鼻炎患者往往伴有过敏性结膜炎的症状如眼痒、流泪等。

【诊断与治疗】

1.诊断

(1)过敏性鼻炎患者就诊后，鼻内镜检查可见鼻黏膜苍白、淡白、灰白或淡紫色。鼻甲水肿，总鼻道及鼻腔底可见清涕或黏涕。

(2)变应原皮肤试验可以在短时间内同时一次提供多种变应原的试验结果，简捷方便，是做鼻黏膜激发试验前筛选可疑过敏原的主要方法，也是诊断过敏性鼻炎的主要指标之一。

（3）过敏原鼻激发试验常用于临床研究，较少用于临床诊断，它对临床诊断可能有一定价值。

（4）血清过敏原特异性 IgE 测定，通过放射变应原吸附试验（RAST）、酶联免疫吸附试验（ELLSA）等测定患者血和鼻分泌物有无特异性 IgE，可作为过敏性鼻炎确诊的依据，并辅助确定患者的变应原种类。还可采集鼻分泌物检测 IgE，比血清检测的诊断价值高，这主要是 IgE 可以在鼻黏膜局部合成，在血清含量增高之前即可以增加，因此，适合于变应性鼻炎早期诊断。

（5）在变应性鼻炎发作期，对鼻分泌物进行涂片检查，可见嗜酸性粒细胞增多，也可查见较多肥大细胞。

（6）临床上主要与上呼吸道感染相鉴别。

2. 治疗

变应性鼻炎的治疗包括糖皮质激素吸入、抗组胺药物、脱敏治疗和手术治疗。治疗方式的选择主要依据患者的症状严重程度和依从性。如脱敏治疗的疗程一般为 2~3 年，需要患者具有良好的依从性。保守治疗无效且严重影响生活者可以考虑手术治疗。

【预防及健康指导】

（1）有变应性鼻炎或哮喘家族史的高风险人群，应注意观察自身体质改变，尽量远离污染的空气，加强锻炼。

（2）长期出现打喷嚏、流清涕症状，应尽早寻求治疗，以防出现并发症如哮喘、鼻窦炎等。

（3）变应性鼻炎患者应做好口鼻部防护，如佩戴口罩，减少过敏原吸入；常做鼻部清洗，保持鼻黏膜清洁；注意保暖和加强锻炼。

（4）由于变应性鼻炎不能彻底治愈，反复发作会影响生活和工作，应接受正规治疗，服从医嘱，做好长期治疗的心理准备。

四、哮喘反复发作怎么办？——可能与鼻炎有关

【临床案例】

小张这一年多来总是出现反复发作性喘息、气急、咳嗽，伴随着鼻塞、流涕、打喷嚏、眼睛痒等不适症状，到医院就诊，诊断为过敏性鼻炎-哮喘综合征。小张告知医生自己这一段时间总是早上一阵阵地打喷嚏、流鼻涕，以为自己感冒了，就没有太在意，最近开始到了晚上就出现刺激性的咳嗽、喘息，非常影响自己的休息和工作。医生告诉小张，哮喘可能与鼻炎有关，因为两者同属气道炎症性疾病，具有相似的病理基础。单纯变应性鼻炎没有尽早干预的话，可能就会增加单纯变应性鼻炎合并哮喘的发生率。小张通过药物治疗后症状明显缓解。过敏性鼻炎-哮喘综合征的预防和相关知识要引起人们的重视。

【疾病知识】

过敏性鼻炎-哮喘综合征是一种常见且多发的疾病。临床或亚临床同时出现上、下呼吸道过敏症状，即过敏性鼻炎和支气管哮喘所致慢性过敏性炎症和高反应性症状。

1.病因

过敏性鼻炎-哮喘综合征的病因有：冷空气、植物、花粉、动物皮屑、尘螨等。这些过敏原的接触是本病发生发展的重要因素。患者接触过敏原后，过敏原反复刺激鼻腔发生变态反应，产生的炎性介质、细胞因子等不仅作用在鼻部，亦通过血液循环至支气管黏膜发挥致炎作用。

2.临床表现

(1)变应性鼻炎的症状：临床表现为鼻腔黏膜的分泌物增加、打喷嚏、鼻

痒、鼻塞等，清晨发作且加剧。

（2）支气管哮喘的症状：反复发作性的喘息、气急、胸闷或咳嗽等症状，常在夜间和（或）清晨发作且加剧。

【诊断与治疗】

1.诊断

（1）目前过敏性鼻炎-哮喘综合征的诊断为过敏性鼻炎和支气管哮喘的联合诊断。上呼吸道症状：包括鼻痒、鼻塞、打喷嚏、流清涕四大症状。其确诊要求必须具备两项症状以上（含两项）并且每天症状持续或累计在 1 小时以上，常在早晨加剧。下呼吸道症状：包括反复发作性喘息、呼气急促、胸闷或咳嗽。

（2）辅助检查：对于临床症状不典型者（无明显喘息或体征）进行支气管哮喘诊断的，应至少具备下列一项试验阳性：

①支气管激发试验或运动激发试验阳性。

②支气管舒张试验阳性，FEV_1 增加 $\geqslant 12\%$，且 FEV_1 绝对值增加 $\geqslant 200$ mL。

③流量峰值昼夜（或 2 周）变异率 $\geqslant 20\%$。同时过敏原皮肤点刺试验（SPT）和血清过敏原特异性 IgE 测定检查阳性结果在支气管哮喘诊断中具有重要意义。

2.治疗

过敏性鼻炎-哮喘综合征以上、下呼吸道联合治疗为主，例如全身的免疫治疗和抗过敏治疗等。辅助治疗包括机体局部的抗感染治疗。药物治疗主要有吸入糖皮质激素、抗组胺药物、白三烯受体拮抗药、转移因子等主要治疗方法。联合治疗可以改变过去分别治疗时的用药剂量大、治疗方法繁杂、费用高和不良反应多等缺点，并能显著提高患者的生存质量。

【预防及健康指导】

（1）避免接触变应原：变应原既是诱发因素也是致病因素，避免接触变应原可以预防过敏性鼻炎-哮喘综合征的发生及发展。如对花粉过敏者在花粉播散季节应减少外出，对动物皮屑、羽毛过敏者应避免接触动物等。

（2）保持良好的心态，戒除不良生活习惯，适当锻炼身体，增加抵抗力。出现不适症状尽早去医院处理。

五、偏方能根治"鼻炎"吗？——浅谈用偏方治疗变应性鼻炎的误区

【临床案例】

奇奇今年 8 岁，确诊变应性鼻炎已经 3 年了，最近症状变得越来越重。变应性鼻炎导致鼻塞、流鼻涕，严重影响了奇奇的精神和学习，学习成绩逐步下滑。奇奇的爸爸听说民间有位神医仅用一颗药丸就能彻底治愈变应性鼻炎，于是托人从神医那里买来药丸。奇奇服用几天后，突然发现自己皮肤变黄了，肚子胀胀的，排不出尿。奇奇爸爸意识到可能是药丸的问题，赶紧带奇奇到医院就诊，检查结果显示奇奇肝肾损伤。医生得知孩子吃了不明药物后，严肃批评了奇奇爸爸。偏方所含药物不明，没有经过科学实验和临床研究，可能具有严重的肝肾毒性。偏方治疗变应性鼻炎不可信，应该到正规医院治疗。

偏方容易酿成大病！要科学认识变应性鼻炎，不要盲目轻信偏方。

【疾病知识】

变应性鼻炎是特应性个体暴露于过敏原（变应原）后主要由 IgE 介导的鼻黏膜非感染性慢性炎性疾病。国内外大量的流行病学调查显示，近年来变应性鼻炎的患病率显著增加，已成为主要的呼吸道慢性炎性疾病，给患者生活质量带来严重影响。

1.病因

变应性鼻炎属于 IgE 介导的 I 型变态反应。在日常生活中引起变应性鼻炎

的变应原主要为尘螨、昆虫、花粉、羽毛及动物皮屑等。食物中常见的致敏原有面粉、蛋、奶、鱼、虾、花生、大豆等。

2.临床表现

变应性鼻炎的典型症状主要是阵发性喷嚏、清水样鼻涕，其次是鼻塞、鼻痒。部分患者有嗅觉减退，但多为暂时性。

(1)喷嚏：每天数次阵发性发作，每次多于3个，甚至连续数10个，多在晨起或夜晚发作，或接触过敏原后立刻发作。

(2)清涕：为大量清水样鼻涕，有时可不自觉地从鼻孔滴下，每天要用大量纸巾，甚为痛苦。

(3)鼻塞：轻重程度不一，具间歇性或持续性，单侧、双侧或两侧交替，表现不一。

(4)鼻痒：大多数患者感到鼻内发痒。花粉症患者可伴有眼睛、外耳道、软腭等处发痒。

(5)局部症状：鼻黏膜苍白、淡白、灰白或淡紫色，双下鼻甲水肿，总鼻道及鼻腔底可见清涕或黏涕。如合并感染，则黏膜充血，双侧下鼻甲暗红，分泌物呈黏脓性或脓性。病史长、症状反复发作者，可见中鼻甲息肉样变或下鼻甲肥大。超过30%患者合并有变应性哮喘。花粉症患者在发作期可有眼结膜充血。

3.对变应性鼻炎的误区

(1)抗生素可以治疗变应性鼻炎：变应性鼻炎是过敏原引起组织胺释放引发的一系列过敏症状，而不是细菌感染，所以抗生素并不能治疗变应性鼻炎，滥用抗生素不利于健康。

(2)扛一段时间就好了：患有变应性鼻炎的人，免疫系统往往处于活跃状态，所以当鼻炎发作时，应该使用抗过敏药物对症状进行控制，盲目硬扛反而会使症状加重，甚至引发出相关的并发症如鼻窦炎、支气管哮喘等。

(3)变应性鼻炎能治愈：截至本稿撰写时，世界上仍无100%保证根治的办法(部分患者可通过脱敏治疗治愈)。患者千万不要误信"变应性鼻炎可以保证根治"的小广告，乱用小广告中的或者道听途说的偏方。

(4)症状缓解就停药：变应性鼻炎会反复发作，需要长期用药维持。这需要患者具有良好的依从性，若私自停止用药，反而有可能加重病情。

【诊断与治疗】

1.诊断

（1）变应性鼻炎的诊断应根据患者典型的变态反应病史、临床表现及与其一致的过敏原(变应原)检测结果而作出。

（2）过敏原检测包括过敏原皮肤点刺试验(SPT)、血清过敏原特异性 IgE 测定、鼻激发试验等，通常需要将体内检测和体外检测相结合，且充分结合临床病史，以判断患者是为何种过敏原致敏，以及致敏的程度与疾病症状的关系。

（3）变应性鼻炎的特征包括以下一种或者多种症状：鼻塞、喷嚏、鼻黏膜充血、流涕(鼻前或后滴流)及鼻痒等。

2.治疗

正是由于变应性鼻炎治疗的复杂性，所以民间有很多"秘方根治变应性鼻炎"的虚假广告。实际上，这些偏方的来源和药物成分不明，具有很大的危害性，可能损害肝肾功能，局部药物可能具有腐蚀性。偏方不等于中医治疗。变应性鼻炎的中医疗法包括穴位疗法、食疗药膳及局部用药如鼻塞法等，但是应该前往正规医院治疗，不要误信偏方。

【预防及健康指导】

（1）科学预防和治疗，树立对变应性鼻炎的正确认识，不要听信偏方，以免治病不成反而造成更大的身体损害。

（2）远离过敏原，注意保暖，多运动。

（3）长期出现打喷嚏、流清涕症状，应尽早寻求治疗，以防出现并发症如哮喘、鼻窦炎等。

（4）及时更换、清洗床单、被罩，防止螨虫及其分泌物诱发鼻炎。

（5）饮食有规律，避免烟、酒、辛辣食品，多吃蔬菜水果。

六、小儿高热、流脓涕、头痛，感冒总不好——可能是急性鼻窦炎

【临床案例】

3岁幼儿果果，1天前出现了畏寒高热、鼻塞、流脓涕，还伴有精神萎靡、烦躁、哭闹、周身不适等症状，来医院就诊，诊断为急性鼻窦炎。医生追问病史，果果父母说孩子只是前几天感冒了而已，表现得非常不解。医生耐心告知他们，小儿高热、头痛可能是鼻窦炎急性发作的症状，急性鼻窦炎通常是小儿发生感冒后出现的。因为幼儿太小不会叙述面部或头部疼痛，常表现为烦躁、哭闹。急性鼻窦炎在一些低龄、年老体弱者中常见，易误诊为普通感冒，要引起人们的重视。

【疾病知识】

急性鼻窦炎是鼻窦黏膜的一种急性化脓性炎症，常继发于急性鼻炎，可能会导致下呼吸道感染，严重者有可能引起眼眶、颅内并发症。

1.病因

（1）常见的致病菌是肺炎链球菌、溶血性链球菌和葡萄球菌等多种化脓性球菌。其次为流感嗜血杆菌和卡他莫拉菌属，常见于儿童。其他的致病菌还有链球菌类、厌氧菌和金黄色葡萄球菌等。

（2）由牙病引起的多属厌氧菌感染，脓液常带恶臭。

（3）真菌及过敏也有可能是致病因素。

2.临床表现

（1）全身症状。

①畏寒发热、周身不适、精神不振、食欲减退等，尤其以急性牙源性上颌窦炎的全身症状较剧。

②儿童发热时体温常较高，严重者可发生抽搐、呕吐和腹泻等全身症状。

（2）局部症状。

①鼻塞：因鼻黏膜充血肿胀和分泌物积存，可出现患侧持续性鼻塞。

②脓涕：患侧鼻内有较多的黏脓性或脓性分泌物擤出。

③局部疼痛和头痛：急性鼻窦炎疼痛有时间和部位的规律性。

④嗅觉下降。

【诊断与治疗】

1. 诊断

（1）主要症状：鼻塞，脓涕。次要症状：头面部肿胀和压迫感，嗅觉改变。

（2）体征：局部红肿及压痛。根据典型症状、体征及实验室检查即可作出诊断。

（3）辅助检查。

①鼻内镜检查：鼻腔内可见脓液，鼻腔黏膜充血水肿。

②鼻窦X线检查：有助于诊断，急性鼻窦炎时可显示鼻窦黏膜肿胀，窦腔混浊、透光度减弱，有时可见液平面。因颅骨重叠，观察效果欠佳。

③鼻窦CT检查：可见鼻窦内液平面或软组织密度影。CT由于分辨率高，观察病变较为细致和全面，是目前诊断急性鼻窦炎的主要手段之一。

④鼻窦MRI检查：可见鼻窦内长T2信号，可以与鼻窦软组织影像显示鉴别。

2. 治疗

（1）急性鼻窦炎采用足量抗生素控制感染，以青霉素类、头孢菌素类为首选药物，药物治疗一定要足量、足疗程使用。

（2）常用药物滴鼻，收缩鼻腔，改善引流，黏膜促排剂、鼻用激素也是重要的治疗手段。

（3）幼儿还可以通过鼻腔负压吸引等辅助治疗。如为牙源性上颌窦炎应同时治疗牙病。

【预防及健康指导】

(1)加强锻炼,增强体质,预防感冒。

(2)鼻腔有分泌物时不要用力擤鼻,应堵塞一侧鼻孔擤净鼻腔分泌物,再堵塞另一侧鼻孔擤净鼻腔分泌物。

(3)积极治疗急性鼻炎(感冒)和牙病。

(4)妥善治疗变态反应性疾病,改善鼻腔鼻窦通气引流。

七、令人烦恼的"臭鼻症"——萎缩性鼻炎

【临床案例】

15岁的女生小敏,鼻腔干燥,有腥臭味多年,久治不愈,导致她很自卑,不愿和同学交往。遂来医院就诊,鼻内镜检查见鼻黏膜苍白、发亮,有溃疡形成,表面覆盖有脓性分泌物、稠厚的干痂,痂皮有明显腥臭味,诊断为萎缩性鼻炎。小敏父母不解,医生便耐心解释。患慢性萎缩性鼻炎时,患者鼻内可发出阵阵异味,使得他人难以接近,甚至自己也能闻到那股异味,所以难受且又尴尬。临床称之为"臭鼻症"。此病可能与营养不良、内分泌紊乱和不良生活习惯有关。萎缩性鼻炎治疗棘手,以预防为主。

【疾病知识】

萎缩性鼻炎是一种鼻腔黏膜、骨膜、鼻甲骨、鼻腔腺体和神经发生萎缩性病变的疾病。本病多发生于幼年和青春期,女性发病常多于男性,病因很复杂。

1.病因

萎缩性鼻炎可分为原发性与继发性,前者无明显外因,有可能与营养、职

业环境、遗传、内分泌紊乱等有关，后者常继发于长期鼻炎，与鼻腔手术中切除的组织过多，特殊传染病如结核、梅毒、麻风等，损害鼻黏膜后出现萎缩性改变等有关。

2. 临床表现

原发性和继发性萎缩性鼻炎的临床表现无明显差异，都可表现为鼻及鼻咽干燥感、鼻塞、鼻出血、头痛、头昏、嗅觉障碍、恶臭等典型症状。部分患者还可能出现耳鸣、听力减退，累及咽喉部则发生咽喉干燥不适、声嘶及刺激性干咳等。

【诊断与治疗】

1. 诊断

（1）患者可出现鼻黏膜萎缩、嗅觉减退或消失、呼气臭味、鼻腔内多量结痂形成，严重者鼻甲骨膜和骨质亦发生萎缩。相关检查可见鼻腔宽大，从前鼻孔可直视鼻咽部。鼻黏膜明显干燥，鼻腔内有结痂，除去痂皮可有出血。痂皮为黄绿色或灰绿色，有恶臭味。鼻甲萎缩，明显缩小，有时甚至无法辨认下鼻甲。有时中鼻甲出现代偿性肥大。严重者鼻外形有变化，如鼻梁平宽，鼻孔扁平，鼻翼掀起，状似鞍鼻。综合以上情况即可确诊。

（2）辅助检查。

①内镜检查：主要是鼻内镜检查，注意观察是否鼻黏膜苍白、发亮，可有溃疡形成或出血，表面覆有脓性分泌物或稠厚的痂皮。继发性萎缩性鼻炎可见黏膜发红，呈水肿样或颗粒状，可有轻度鼻出血、脓性分泌物或结痂。

②微生物学检查：原发性萎缩性鼻炎培养可见肺炎克雷伯菌、变形杆菌、大肠杆菌、金黄色葡萄球菌、肺炎链球菌等。继发性萎缩性鼻炎可有铜绿假单胞菌或金黄色葡萄球菌感染。

③组织学检查：假复层纤毛柱状上皮由鳞状上皮所取代，腺体数量减少，炎症细胞浸润。可有动脉内膜炎和周围炎、血管管腔狭窄甚至闭塞。

④影像学检查：CT检查可能发现中、下鼻甲黏膜萎缩，骨质吸收，筛泡和钩突吸收，窦口鼻道复合体的轮廓消失，鼻腔扩大，外侧壁破坏，鼻窦黏膜增

厚，上颌窦发育不全及气腔形成减少。X 线检查可明确鼻甲、鼻腔、鼻窦状态。⑤临床上注意与鼻硬结症、干燥性鼻炎等鉴别。

2. 治疗

萎缩性鼻炎目前尚无特效治疗，宜局部和全身综合治疗。若病变较重，保守治疗效果不佳者可行手术治疗。

【预防及健康指导】

（1）预防上呼吸道感染。长期反复患鼻窦炎、腺样体炎等慢性炎症，有可能导致萎缩性鼻炎，所以对上呼吸道感染的积极治疗有一定的预防意义。

（2）萎缩性鼻炎是慢性鼻炎中比较严重的一种，而且比较难以治愈，仅可通过积极有效的治疗缓解不适症状，提高患者的生活质量。

（3）萎缩性鼻炎患者应多食用富含维生素的食品，特别是含维生素 A、维生素 B、维生素 E 等的食物，忌烟、酒及辛辣刺激性食物。

（4）患者鼻腔内分泌物形成的顽固痂皮的清除，应由专业的耳鼻咽喉科医生通过鼻内镜操作去除，避免操作不当引起过多的出血，造成更严重的后果。由于此类鼻炎已存在黏膜萎缩现象，应禁用麻黄碱、滴鼻净等鼻黏膜收缩剂。

八、反复迁延不愈的咳嗽——可能是鼻窦炎在作怪

【临床案例】

5 岁男孩亮亮最近 3 个月反复出现咳嗽、鼻塞、流涕，遂去医院就诊，经鼻内镜检查发现其双侧中鼻道见大量脓性分泌物，口咽部也有脓性分泌物，诊断为"慢性鼻窦炎"。医生追问病史发现，该患儿 3 个月前有发烧、头痛、鼻塞、流鼻涕，家长以为是感冒了，去药店买了药自行治疗，有一些好转后就没有在

意了。急性鼻窦炎治疗不彻底会转变成慢性鼻窦炎，慢性鼻窦炎分泌物倒流至咽喉部，可刺激引起反复咳嗽。

【疾病知识】

慢性鼻窦炎为鼻窦的慢性化脓性炎症，常为多个鼻窦同时受累。慢性鼻窦炎影响患者的生活质量，加重患者的呼吸道感染症状，严重者有引起颅、眼、肺并发症的可能，导致视力改变。在药物、手术治疗下大多数慢性鼻窦炎患者可以治愈，少数伴过敏、哮喘、阿司匹林不耐受等特异体质的患者，疾病常反复发作。

1.病因

急性鼻窦炎迁延不愈是引起慢性鼻窦炎的首要病因。此外，鼻腔内的阻塞性病变，如鼻息肉、中鼻甲肥大、钩突肥大、鼻中隔偏曲、鼻腔肿瘤、鼻腔填塞等也是重要原因。牙源性感染也会引起慢性鼻窦炎。

2.临床表现

(1)脓涕：鼻涕多为脓性或黏脓性，单侧有臭味者，多见于牙源性上颌窦炎或真菌感染。

(2)鼻塞：轻重不等，多由鼻黏膜充血肿胀和分泌物增多所致。

(3)嗅觉障碍。

(4)头痛：慢性鼻窦炎一般无明显局部疼痛或头痛。如有头痛，常表现为钝痛或头部沉重感，白天重，夜间轻。前组鼻窦炎多表现前额部和鼻根部胀痛或闷痛，后组鼻窦炎的头痛在头顶部、后枕部。患牙源性上颌窦炎时，常伴有同侧上列牙痛。

(5)其他：脓涕流入咽部引起刺激性咳嗽和慢性咽炎症状，如痰多、异物感或咽干痛等。若影响咽鼓管，也可有耳鸣、耳聋等症状。

【诊断与治疗】

1. 诊断

(1)根据病史、典型症状及鼻窦 CT 检查即可作出诊断。

(2)辅助检查。

①收缩鼻腔黏膜后,然后采用鼻内镜仔细检查鼻腔各部分结构尤其是中鼻道区域可见水肿、脓涕或息肉。

②鼻窦 CT 检查有助于明确病变范围,明确局部骨质变化情况,并与鼻腔肿瘤相鉴别。CT 由于其较高的分辨率,观察病变较为细致和全面,是目前诊断慢性鼻窦炎的主要手段之一。

③鼻窦 MRI 检查对鼻窦内软组织和液体有较好的区分度,主要用于与肿瘤的鉴别诊断。

2. 治疗

鼻内局部可使用糖皮质激素;大环内酯类(14 元环)药物:具有抗感染作用,推荐小剂量(常规抗生素用药剂量的 1/2),疗程不少于 12 周。黏液促排药、全身抗组胺药、鼻腔生理盐水或高渗盐水冲洗等是重要辅助治疗手段。经过规范化保守治疗后症状改善不明显的建议手术治疗。

【预防及健康指导】

(1)日常生活中应避免过度疲劳、睡眠不足、受凉、吸烟、饮酒等,因为这些因素能使人体抵抗力下降,造成鼻黏膜调节功能变差,病毒乘虚而入导致发病。

(2)注意擤涕方法,鼻塞多涕者,宜按塞一侧鼻孔,稍稍用力外擤,之后交替而擤。鼻涕过浓时以盐水洗鼻,避免伤及鼻黏膜。

(3)遵医嘱及时用药,慢性鼻窦炎者治疗要有信心与恒心,严格遵医嘱用药。

（4）保持性情开朗，精神上避免刺激，同时注意不要过度劳累，注意加强锻炼以增强体质。

（5）久治不愈时应向医生咨询手术治疗的必要性，若接受手术务必遵医嘱按时复查，避免手术复查不及时引起的手术预后不佳和疾病复发。

九、听力下降、鼓室积液——可能与鼻中隔偏曲有关

【临床案例】

小王，男，35 岁。1 个月前无明显诱因出现左耳听力下降，总觉得耳朵有闷堵感，像泡在水里一样。起初他觉得可能是游泳时耳朵进水了或者是耳屎堵住了耳道，于是就到采耳店去清理耳朵，但效果并不是很明显，总觉得左耳听远处的声音很费力，于是就到耳鼻咽喉科就诊。检查发现鼓室也就是中耳里面有积液，这才导致了听力下降。可是好端端的为什么会有积液呢？经过医生进一步的检查终于找到了病根，原来是鼻中隔偏曲。

尽管成人的听力下降多数是由耳朵本身引起的，但也有部分患者单侧的耳闷、听力下降可能是鼻部疾病的间接表现。如能尽早就诊，我们能较早发现是鼻部疾病所致，可早解决病根。但相当多的患者并没有把听力下降当回事，觉得自己在家或者去采耳店做一下清理就可以了，也不到医院检查，等症状特别严重了才来就诊，可能就错过了最佳治疗期，导致治疗难度加大或者治疗效果不理想。

【疾病知识】

什么是鼻中隔？鼻中隔就是把鼻腔分成左右两部分的中隔，由多块软骨和骨质共同组成。鼻中隔在生长发育过程中很少有人居中，大部分人都有偏曲，

但并没有明显的症状(生理性鼻中隔偏曲);若有明显的症状的则为病理性鼻中隔偏曲,需要处理。

1.病因

(1)鼻中隔为什么会偏曲?

主要病因是组成鼻中隔的骨或软骨发育不均衡,形成了不同的张力曲线,从而导致骨头之间的连接异常。鼻外伤可导致鼻中隔骨折或者错位,另外占位性病变(如腺样体肥大、肿瘤)等亦可导致鼻中隔受压迫或生长受限从而偏曲。

(2)鼻中隔偏曲为什么会导致鼓室积液、听力下降?

当鼻中隔严重偏时可以压迫一侧咽鼓管,而咽鼓管又是连接中耳和鼻咽部的管道。当咽鼓管受压关闭后,外界空气不能进入中耳,随着中耳内空气逐渐被黏膜吸收,中耳腔内形成负压,这个时候就会像一个吸尘器一样,不断抽吸黏膜内的水分,从而形成积液,这个时候耳朵就像泡在水里一样,听力就会下降,还会有耳闷的感觉。

2.临床表现

(1)鼻塞:为鼻中隔偏曲最常见的症状,多呈持续鼻塞。鼻中隔偏曲患者如患急性鼻炎,则鼻塞更重,且不容易康复。鼻塞严重者还可出现嗅觉减退。

(2)头痛:如偏曲部位压迫下鼻甲或中鼻甲,可引起同侧反射性头痛。鼻塞重,头痛加重。鼻腔滴用血管收缩剂或应用表面麻醉剂后,则头痛减轻或消失。

(3)鼻出血:部位多见于偏曲的凸面或棘、嵴处,该处黏膜张力较大并且很薄。加之鼻中隔前方软组织血供丰富(易出血区),故较容易出血。

(4)邻近器官受累症状:如高位鼻中隔偏曲妨碍鼻窦引流,可诱发化脓性鼻窦炎或真菌感染。如影响咽鼓管功能、则可引起耳鸣、耳闷。长期鼻塞、张口呼吸,易发生感冒和上呼吸道感染,并可在睡眠时发生严重的打鼾症状。

【诊断与治疗】

1. 诊断

（1）成人听力下降可以由很多原因造成，那么如何判断是否与鼻中隔偏曲有关？主要有下列特征：

①耳朵有堵塞感，因为压迫咽鼓管，中耳逐渐变为负压，就会像有东西塞在那里，还可能引起耳鸣。

②有时像洗澡时耳朵进了水的那种感觉，这是因为中耳负压导致鼓室积水，影响声波传导。

③鼻中隔偏曲还可能出现其他一些症状，例如单侧或双侧鼻塞、鼻出血、同侧反射性头痛、打呼噜、流脓涕等。

（2）如果出现了以上情况中的 1~3 种，就要考虑是否患上了鼻中隔偏曲，要及时到医院的专科就诊。

（3）对于鼻中隔偏曲的检查主要是通过鼻内镜联合影像学（如鼻部 CT、MRI 检查），鼻内镜可直观地看到鼻中隔偏曲的类型以及严重程度等，初步观察有无占位性病变。鼻部 CT 或 MRI 检查则可以观察鼻中隔偏曲程度及周围组织病变情况，对手术治疗有指导作用。对于合并耳部症状的患者还需行听力检查、耳内镜检查等。

2. 治疗

（1）生理性的鼻中隔偏曲：患者没有症状，没有危害，可以不予处理，定期随访即可。

（2）病理性的鼻中隔偏曲：对于有症状的鼻中隔偏曲，如果不及时治疗，会有很大的危害，例如引起鼻中隔穿孔、鼻中隔脓肿、鼻梁塌陷、打鼾、鼻窦炎、鼻息肉、颅内并发症，严重者可危及生命。所以鼻中隔偏曲必须及时发现尽早诊断，以避免并发症的发生，使患者的健康不受影响。

【预防及健康指导】

(1)爱护鼻子，减少外力因素导致的损害：如碰撞、打斗等，防止鼻中隔进一步偏曲，也可以避免因损伤鼻黏膜血管而导致鼻出血的症状。

(2)养成良好的生活习惯，改掉随便挖鼻孔、揉鼻子的不良习惯，保持鼻腔通畅，避免黏膜粘连。当鼻涕过多时可用生理盐水进行鼻腔冲洗。

(3)选用含维生素 C、维生素 E 丰富的食物，比如新鲜蔬菜水果。

(4)鼻部按摩，每天用手轻轻地按摩鼻部和脸部的皮肤 1~2 次，这样能够促进局部的血液循环。

第三章 鼻及鼻颅底肿瘤

一、鼻塞打鼾来看病，意外发现垂体瘤

【临床案例】

40岁的阳女士近几年睡觉时总是鼾声大作，不仅影响家人，自己的睡眠质量也严重下降，白天没有精神，于是来到医院就诊。医生查看阳女士，发现她下颌突出，手指、足趾增粗，唇舌肥厚，追问病史得知阳女士近来还时常有头痛、鼻塞、月经周期紊乱等症状。通过影像学检查发现鞍区占位性病变，测定生长激素血浓度异常，考虑生长激素细胞腺瘤也就是垂体瘤。阳女士很疑惑，为什么垂体瘤会引起这么多症状呢？医生向她解释道：垂体为内分泌器官，这种病会引起内分泌异常，该肿瘤分泌生长激素，在成年人身上表现为肢端肥大症，引起咽部软组织增生、舌体肥厚从而影响气道，出现打鼾症状。而肿瘤增大向下发展也可进入鼻部，引起头痛、鼻塞。

【疾病知识】

垂体瘤是颅内常见肿瘤，大多为良性。垂体瘤起源于蝶鞍内，作为内分泌器官的肿瘤，不仅可以增大压迫周围结构，亦可引起内分泌紊乱，带来一系列症状。

1. 病因

垂体瘤可能与家族遗传、基因突变、垂体瘤转录因子过度激活等遗传性因素有关。下丘脑可调控垂体的分泌，因此，下丘脑调控激素及垂体细胞基因出现异常可导致垂体瘤。此外，长期接触射线或甲状腺、肾上腺等靶器官功能衰竭也可能引起垂体瘤。

2. 临床表现

（1）头痛：肿瘤生长压迫所致，特别是肿瘤侵犯三叉神经则表现为剧烈疼痛。

（2）视力减退、视野缺损：肿瘤增大直接压迫视觉传导结构或影响神经血供从而导致视力视野受损。如病情严重、长时间未解除压迫则有进一步发展以致双目失明可能。

（3）脑神经受损症状：垂体瘤可影响脑神经引起一系列症状，包括眼球运动障碍、突眼、三叉神经痛和面部麻木等。

（4）内分泌症状：垂体瘤引起激素水平的变化，从而导致内分泌异常引起相应症状。如正常垂体组织受瘤体压迫，功能下降，出现全身无力、体重减轻、皮肤干燥、黏液性水肿、性欲减退等症状。而不同性质垂体瘤分泌激素则可引起巨人症、肢端肥大症、性功能障碍、不育、向心性肥胖、甲状腺功能亢进等不同症状。

（5）其他症状：肿瘤的侵犯和压迫还可引起鼻塞、脑脊液鼻漏、垂体卒中、颅内高压等症状。

【诊断与治疗】

1.诊断

（1）应通过详细询问患者病史了解具体情况。如患者出现相关临床表现，且伴有内分泌异常时，应考虑垂体瘤的可能。

（2）内分泌功能检测：不同类型的垂体瘤表现不同，也可导致激素出现不同水平的变化，通过测定血中生长激素（GH）、促肾上腺皮质激素（ACTH）、促甲状腺激素（TSH）、促卵泡素（FSH）、黄体生成素（LH）、催乳素（PRL）等激素的水平，有助于诊断。

（3）影像学检查。

①X线检查：通过X线检查虽不能直接观察垂体，但肿瘤增大后引起蝶鞍区骨质破坏及蝶鞍形态改变，在颅脑正侧位片下即可显示。

②CT检查：能显示垂体瘤对于周围骨质的影响，同时可了解瘤体内有无钙化或出血。

③MRI检查：是垂体瘤首选的影像学检查，对软组织分辨率好，能观察到肿瘤的大小、范围，同时了解肿瘤与周围组织关系，是早期诊断垂体瘤的手段之一。

④PET-CT检查：可以观察到垂体的各种生理、生化过程，包括血流量、血容量、局部葡萄糖代谢、氨基酸代谢、蛋白质合成、受体的密度和分布情况等。

（4）病理检查：病理活检是肿瘤确诊的依据。一旦发现病变应及时进行活检。

临床上注意与咽炎、咽神经官能症、咽喉部良性肿瘤等鉴别。

2.治疗

垂体瘤目前常用的治疗方法有药物治疗、手术治疗以及放射治疗等。其中手术治疗也有经蝶窦显微手术及开颅手术。因患者垂体瘤性质、大小及个人基础情况各不相同，应根据具体情况选择合适的治疗方案，进行个性化治疗。

【预防及健康指导】

（1）垂体瘤的发展与人日常接触的理化因素相关，因此要避免接触有毒有害物质，避免长期暴露于射线之下。

（2）家族中有相关疾病或某些需要长期暴露在有害环境中的人群应定期进行体检密切观察自身情况，如有问题应及时就诊。

（3）养成良好生活习惯，增强体质，以良好的身心状态面对生活。

（4）垂体瘤大多为良性病变，如进行手术治疗，术后加强营养，促进机体康复。

（5）遵医嘱规律服药及复查，通过坚持治疗患者大都可正常生活。

（6）如已确诊该疾病，亦不要恐慌，告知患者及家属疾病相关知识，消除恐惧心理，加强心理安慰，树立战胜疾病的信心，积极配合治疗，有助于疾病的预后。

二、面部皮肤坏死、破溃——"可怕"的鼻部肿瘤来袭

【临床案例】

林先生今年46岁，因面部皮肤溃疡坏死来医院就诊。查看林先生面部见其鼻根、鼻翼处有不规则溃疡，表面痂皮覆盖，鼻内结构也出现糜烂、溃疡，表面有灰白色坏死，经过病理活检诊断为鼻NK/T细胞淋巴瘤。询问之下得知，近半年来林先生经常出现鼻塞、流涕，以为就是鼻炎就没有放在心上，并未去医院接受正规检查和治疗。1个月前，林先生的"鼻炎"不仅没有丝毫缓解，还出现了发热，服用抗生素及退烧药也难以消退。更重要的是鼻根部皮肤也开始红肿，不小心挠破后开始溃烂，并逐渐发展到了现在这个样子，这让在乎外貌的林先生非常苦恼。来院就诊后林先生开始在医生指导下进行个体化治疗。然

而，本以为小小的"鼻炎"，最后发展到毁容，背后竟是淋巴瘤在作祟，因此，鼻NK/T细胞淋巴瘤的特点应为人们所重视，尽可能做到早期治疗改善预后。

【疾病知识】

鼻NK/T细胞淋巴瘤，旧称恶性肉芽肿，是一种罕见的淋巴结外非霍奇金淋巴瘤。本病以沿鼻及面中线部位进行性肉芽肿溃疡坏死为特征。鼻部是最常见的发病部位，亦可首发于腭部后累及鼻部。

1.病因

现认为鼻NK/T细胞淋巴瘤与EB病毒感染有关。此外，职业暴露和环境因素，如长期接触有机溶剂、皮革或是暴露于射线下均有可能增加患病风险。可能的致病因素还包括遗传因素、药物滥用等。

2.临床表现

鼻NK/T细胞淋巴瘤的临床表现被分为三期：

(1)前驱期通常为间歇性鼻塞、流涕及鼻出血。可出现鼻黏膜糜烂、溃疡，下鼻甲及鼻中隔多先受累，伴有鼻腔干燥结痂。

(2)活动期鼻塞加重，流脓涕，因鼻部组织坏死、溃烂出现臭味。常有低热，时有高热，抗生素及解热镇痛药物难以控制。检查鼻腔可发现累及处黏膜糜烂、溃疡，表面有灰白色坏死，严重者出现鼻中隔或腭部穿孔。

(3)终末期沿面中线部位广泛侵及周围邻近组织，黏膜、软骨及骨组织被严重破坏，造成毁容，恶病质状态，患者全身器官衰竭，出现一系列并发症威胁患者生命。

【诊断与治疗】

1.诊断

(1)鼻NK/T细胞淋巴瘤早期症状可不典型，为一般感冒或鼻窦炎表现，有误诊的可能。因此，如发现患者鼻部及面中部进行性溃疡，特别是中青年男性患者，应首先考虑本病。

（2）大量研究发现，鼻 NK/T 细胞淋巴瘤与 EB 病毒感染有关。可运用 EBER 原位杂交检测技术判断是否为 EB 病毒感染。

（3）影像学检查。

①可通过 B 超检查浅表淋巴结情况，以弥补体格检查的遗漏。

②CT 检查能显示病变部位和侵及范围，同时反映颈部、胸腔、腹部以及盆腔各组淋巴结的情况。

③MRI 检查显示软组织病变更佳，通过 MRI 区分病变及其他软组织，了解病变与周边部位的联系。

④PET-CT 检查可以显示肿瘤病灶部位，并了解全身转移情况，对于进行肿瘤分期、评估疗效、判断预后有重大价值。

（4）病理学检查是诊断鼻 NK/T 细胞淋巴瘤的主要依据，通过病理检查、免疫组化染色明确诊断。然而当病变部位广泛坏死，容易导致病理学检查阳性率降低，多点取材可提高诊断阳性率，必要时需重复活检。

（5）临床上注意与 Wegener 肉芽肿、非特异性慢性溃疡等疾病相鉴别。

2. 治疗

鼻 NK/T 细胞淋巴瘤对放射治疗较敏感，建议根据肿瘤分期，进行综合治疗。目前仍以联合化疗与放疗相结合的综合治疗为主。随着科学研究的发展，造血干细胞移植也成为治疗手段的一种。

【预防及健康指导】

（1）目前鼻 NK/T 细胞淋巴瘤暂无特效的预防方法，保持良好生活习惯、加强锻炼增强免疫力、远离射线及有害物质、保持环境清洁等，有可能减少鼻 NK/T 细胞淋巴瘤的发病概率。

（2）定期进行体检，尤其是有相关疾病家族史或者在危险因素下的人群，做到早发现、早治疗。

（3）接受放化疗过程中可能会出现一些不良反应，鼻 NK/T 细胞淋巴瘤患者仍要保持乐观心态及稳定情绪，配合治疗，加强生活管理，养成良好的生活习惯，增强自身体质，积极参与社会生活。家属也应悉心照顾患者，抚慰患者情绪，从而提高患者的生活质量。

（4）经治疗后仍应定期到医院复查。

三、复视、斜视或眼球突出——也可能是鼻子出了问题！

【临床案例】

老张 61 岁，最近两个月以来右眼出现复视、视力下降，时常感觉眼眶内侧有个东西在挤压眼球，来医院就诊。通过询问病史得知，老张平时有鼻塞、嗅觉减退的感觉，但老张认为是自己上了年纪，从来没有重视过，直到这两个月出现眼部症状影响生活，老张才来医院检查。影像学检查发现他有筛窦内囊性占位性病变侵犯眼眶。在医生的建议下老张做了手术切除，最后诊断为黏液囊肿。老张感觉很幸运，虽然已出现了眼部症状，但好在只是个囊肿。鼻腔、鼻窦与眼眶及颅脑邻近，鼻腔鼻窦内占位性病变症状可能表现在眼部及面部，应引起人们重视。因此，如有不适，一定要及时来医院就诊，迁延日久有可能影响后续治疗。

【疾病知识】

1.病因

（1）鼻部出现占位性病变原因较多，鼻窦囊肿与鼻部病变或解剖结构异常等因素所致窦口开放不良有关。

（2）恶性肿瘤的发生发展与鼻部反复、长期受慢性炎症刺激，良性肿瘤恶变，因职业或其他因素长期接触镍、砷、铬等致癌物质或暴露于放射线下，自身免疫功能低，有外伤等相关。

（3）鼻部与眼眶解剖关系紧密，鼻窦与眼眶毗邻，仅有眶壁骨质相隔，因此鼻腔鼻窦病变如未能及时控制,侵入眼眶,则会造成相应眼部症状。

2. 临床表现

(1)鼻部症状:鼻塞是鼻腔恶性肿瘤早期症状,而鼻窦病变的起病部位隐匿,早期可无症状。如出现涕血、鼻出血、鼻内异味应考虑恶性肿瘤可能,占位性病变影响嗅裂,还会造成嗅觉减退。

(2)眼部症状:肿瘤生长可致使鼻泪管堵塞,出现溢泪。侵入眼眶则可能出现包括眼球移位、运动受限、视力下降、复视、疼痛等一系列压迫症状。

(3)面部症状:一些肿瘤侵犯颅底后,患者可出现疼痛、麻木等症状。肿瘤向面部生长可引起面部肿胀,突破窦壁骨质后检查时可触及肿瘤组织。

(4)张口困难:如肿瘤累及翼内肌、翼外肌、咬肌、颞肌,可导致患者张口困难。

(5)恶病质继发于恶性肿瘤,患者体重减轻、摄食减少、全身衰竭等,身体情况进一步恶化,威胁生命。

【诊断与治疗】

1. 诊断

(1)详细询问患者病史,有些病变出现症状较晚,容易误诊漏诊。如患者鼻内常出现血性分泌物,并出现臭味,应考虑恶性肿瘤可能。

(2)通过鼻内镜检查,观察肿瘤的原发部位、大小、累及范围以及鼻窦开口情况。鼻窦内病变也可通过鼻内镜检查发现新生物、结构改变或异常分泌物,对于诊断有一定帮助。

(3)影像学检查。

①X 线检查:可观察到病变引起的骨质改变、窦腔扩大等情况。

②CT 检查:是鼻腔鼻窦病变的常规影像学检查,能清楚显示肿瘤大小、侵犯部位,显示周围骨质破坏,了解肿瘤进展情况,通过三维重建对病变进行立体观察。

③MRI 检查:能更好地显示软组织受侵犯情况。当病变侵及颅底、眶内结构时,可通过 MRI 明确肿瘤与周围软组织及血管的关系。

④PET-CT 检查：可通过血流量、葡萄糖代谢等参数，反映不同组织间生理生化差异，区别肿瘤组织及正常组织，提供肿瘤定位、转移情况、复发等依据。

（4）肿瘤的诊断应有明确的病理学依据，发现鼻腔鼻窦病变可通过内镜下取组织送检明确诊断。

2. 治疗

目前鼻窦囊肿的治疗是通过手术尽可能予以切除。而对于良、恶性肿瘤患者，大多也以手术切除为主，可辅以放疗或化疗综合治疗。仍应明确诊断，根据肿瘤性质、大小、范围，以及患者基础情况制定个体化治疗方案、确定手术切除范围，如恶性肿瘤晚期无法手术根治者，可采用姑息性放疗。

【预防及健康指导】

（1）疾病的发生与人的日常生活相关，因此养成健康饮食、作息方式，合理锻炼，增强自身抗病能力是必要的。

（2）如鼻部出现慢性炎症、良性肿瘤等疾病，应积极治疗，避免疾病进一步发展。长期鼻塞流涕等鼻部症状迁延不愈，应定期至医院接受检查，排查相关疾病。

（3）如经鼻手术治疗后，术后注意保暖，防止感冒，应避免打喷嚏、用力擤涕、用力咳嗽等。鼻部手术后，需用填塞止血材料压迫，患者术后感觉鼻腔不通气或鼻内有分泌物渗出是正常的，不可私自拔出。出院后仍应保持鼻腔清洁，防止感染，定期复查清理鼻腔。

四、流清鼻涕并非都是鼻炎——要警惕"脑脊液鼻漏"

【临床案例】

60 岁的老王最近半个月来右鼻反复流清水样鼻涕，尤其用力擤涕时流得多。他自己认为患了鼻炎，去药店买了鼻炎药口服及滴鼻。治疗一周没有效果，反而出现头疼，遂到医院耳鼻咽喉科就诊。医生用前鼻镜检查发现老王右鼻腔黏膜水肿，左鼻正常，让其头低位用力，有清水样涕从右鼻孔滴出。医生怀疑老王是脑脊液鼻漏，于是取鼻腔漏出液做葡萄糖含量测定，发现液体中葡萄糖浓度为 2.0 mmol/L。鼻内镜检查，患者用力擤涕时鼻腔顶部有清亮液体渗出。颅底鼻窦 CT 检查未发现明显异常。追问病史，患者没有外伤及手术史。临床考虑为自发性脑脊液鼻漏。住院行鼻内镜下脑脊液鼻漏修补术，术后 10 天患者痊愈出院。鼻子再未流清水样鼻涕。幸好老王治疗得还算早，如果病情持续发展引起颅内感染出现脑膜炎，后果将会很严重。由于脑脊液鼻漏与鼻炎有类似症状，容易被患者忽视。有些症状不典型，医生都难以发现。因此，对于反复流清水样鼻涕、迁延不愈者要高度警惕，排除脑脊液鼻漏。

【疾病知识】

脑脊液鼻漏是脑脊液通过颅底(颅前、中或后窝)或其他部位骨质缺损、破裂处流出，经过鼻腔流出体外。主要表现为鼻腔间断或持续流出清亮、水样液体。

1.病因

脑脊液鼻漏发病原因主要分为创伤性和非创伤性脑脊液鼻漏。其中创伤性脑脊液鼻漏主要分为外伤性脑脊液鼻漏和医源性脑脊液鼻漏。非创伤性脑脊液鼻漏又分为自发性脑脊液鼻漏、肿瘤引起的脑脊液鼻漏以及先天性脑脊液鼻漏。

（1）创伤性脑脊液鼻漏。

①外伤性脑脊液鼻漏：常见于车祸伤。

②医源性脑脊液鼻漏：颅底肿瘤及鼻窦炎症在做手术时要处理颅底病变，可能导致医源性脑脊液鼻漏。

（2）非创伤性脑脊液鼻漏。

①自发性脑脊液鼻漏：病因不明，故又名原发性或特发性脑脊液鼻漏。最常见漏口部位为筛板，其次为蝶骨侧凹。

②肿瘤引起的脑脊液鼻漏：如鼻窦、颅底肿瘤可直接或间接导致脑脊液鼻漏。

③先天性脑脊液鼻漏：多发生在筛板、筛窦顶附近。常见的原因是颅底发育畸形，颅底骨质缺损。

2.临床表现

主要表现为鼻腔间断或持续流出清亮、水样液体。由外伤或肿瘤引起者因与血混合，液体可为淡红色，单侧多见。在低头用力、压迫颈静脉等情况下液体流量增加。外伤性脑脊液鼻漏多在伤后即出现，也有迟发者可在数天、数周甚至数年后出现。

【诊断与治疗】

1.诊断

（1）脑脊液鼻漏的诊断主要依靠症状、体征和辅助检查。一侧或双侧鼻孔持续或间歇性流出清亮液体，向一侧倾斜、低头或压迫颈静脉用力时症状加重；有些患者仅表现为反复颅内细菌性感染，鼻漏并不明显。自发性脑脊液鼻漏容易漏诊。

（2）辅助检查。

①脑脊液鼻漏明显时，鼻内镜下常可发现脑脊液鼻漏的部位。脑脊液漏液量少或间断流出时，可以配合使用鞘内注射荧光素，以便发现漏口。检查时压

迫双侧颈内静脉致颅压升高，有利于观察到漏口。

②对鼻流出液进行葡萄糖定量检测，如漏出液中葡萄糖浓度大于1.7 mmol/L，该漏出液很可能是脑脊液。

③CT及MRI检查，高分辨率CT，层厚可薄至1 mm，微小病变检出率明显提高。三维CT成像技术行颅底重建，更加直观地显示骨折或者骨质缺损情况，以明确漏口部位。MRI及MR水成像，采用脑脊液最易漏出的体位，即俯卧位，选择轴位、矢状位或冠状位的T1加权像和T2加权像平扫及脂肪抑制的快速自旋回波T2加权像，可确定病因及漏口部位。MR水成像技术定位漏口准确。

（3）临床上特别注意与变应性鼻炎鉴别，变应性鼻炎发作时可出现流清水样涕症状。但变应性鼻炎同时伴有连续喷嚏、鼻痒、鼻塞症状，并且具有明确的致敏原。分泌物生化检查可鉴别。

2.治疗

（1）非手术治疗。

①对于量少的脑脊液鼻漏的患者可保守治疗，尤其是外伤性脑脊液鼻漏，一般为2~4周。

②患者体位一般采用头抬高20°~30°，半坐位，卧向患侧，脑组织可沉落于漏口，促使自然愈合。绝对卧床休息，以避免加重脑脊液鼻漏。

③保持鼻腔局部清洁及脑脊液流出畅通，及时擦洗漏出液，避免局部堵塞导致脑脊液逆流及局部细菌生长。

④遵医嘱酌情使用甘露醇等药物降低颅内压。防止感冒，保持大便通畅，可给予通便药物。不宜行屏气、擤鼻及咳嗽等增加颅内压动作。

⑤由于漏口与颅外相通，脑脊液鼻漏患者有潜在并发脑膜炎的可能，因此根据患者病情可使用抗生素治疗。

（2）手术治疗。

①鼻内镜下脑脊液鼻漏修补术：对于中小型脑脊液鼻漏，特别是位于筛顶和蝶窦脑脊液鼻漏，该方法作为首选术式，手术创伤小，成功率高。

②经颅脑脊液漏修补手术：该术是传统手术治疗方法，为神经外科医生常用。当颅底骨质缺损或漏口较大时可首选。缺点是创伤大，恢复慢，易发生颅内感染。

【预防及健康指导】

（1）有头面部外伤史，鼻子流水样分泌物时要排除脑脊液鼻漏，即使没有明显外伤史，如平时用力干活、用力解大便或头低位时出现鼻子流出清亮液体更应警惕。

（2）变应性鼻炎与脑脊液鼻漏都有流清水鼻涕的症状，但鼻炎一般还有鼻塞、鼻痒、打喷嚏等过敏症状，应及时就医明确诊断。

（3）脑脊液鼻漏患者治愈出院后3~6个月内仍要注意休息，避免重体力劳动，勿突然发力，保持大便通畅，不宜行屏气、擤鼻及咳嗽等增加颅内压动作，以防复发。

第四章　鼻腔异物

一、牙齿也会长到鼻子里——鼻腔异位牙

【临床案例】

小王感冒两个月了还没好转，他忧心忡忡地来到医院呼吸科就诊。接诊医生询问病史，小王自述两个月前着凉感冒，之后就感觉鼻塞，右侧鼻塞更严重，并且流脓涕，咳嗽症状不明显。医生诊断其为上呼吸道感染，并开了些治疗感冒的药给他。小王服药一周，症状仍然没有好转，并且近两天还发现鼻涕中带有血丝。他吓坏了，再次来到医院，这次在导诊员的建议下到耳鼻咽喉科就诊。医生给小王开具了相关检查，鼻内镜检查发现，他左侧鼻底部有一黄白色新生物隆起。看到这个检查结果小王顿时面无血色，以为是肿瘤。医生马上安抚小王，并让他继续完善鼻窦 CT 检查。根据检查结果，显示右侧鼻底部有不规则骨性突起，诊断为"鼻腔异位牙"，需要进行手术治疗。在手术拔除异位牙后，小王的症状消失了。

鼻腔异位牙在临床中较为少见，没有明显症状，多在感冒加重时或囊肿手术时发现。一旦发现不必惊慌，可以通过手术拔除这颗"跑偏"的牙齿！

【疾病知识】

鼻腔内异位牙是一种临床罕见的疾病，在普通人群中其发病率只有不到0.1%。儿童和成年人都会出现这种疾病，男性被诊断出的患病率略高于女性。

1.病因

鼻腔内异位牙主要是由于上颌牙始基被挤压于异常位置发育成长，多为先天性异常，少数见于恒牙未萌出前外伤所致。鼻腔牙来源于恒牙胚附近牙板的第三牙床或分裂的恒牙。一般由牙齿萌出时的牙列拥挤、永久乳牙或特别的密质骨导致。其他的发病因素包括遗传倾向、发育障碍，如唇裂、鼻源性或牙源性感染、外伤或囊肿后的移位。

2.临床表现

(1)鼻塞：多为单侧鼻塞。
(2)流涕：多为脓涕，并伴有臭味，涕中带有血丝。
(3)流涕：鼻涕为清水涕，鼻塞或继发感染时可变黏稠。
(4)偶有头晕头痛，面部神经性痛，鼻泪管阻塞。

【诊断与治疗】

1.诊断

(1)鼻内镜检查可见鼻腔前端底部白色或褐色新生物突起，探针触之质硬，不易活动。
(2)鼻窦 CT 检查可见密度增高的牙样阴影，往往牙根较浅，多在鼻腔或鼻窦底壁的骨质内，但是牙冠突向腔内。
(3)鼻腔异位牙需与鼻结石、鼻腔异物鉴别。若异位牙表面附有黏膜，且临床伴有鼻腔反复出血者还需与鼻腔肿瘤相鉴别。

2.治疗

鼻腔异位牙只能通过手术拔除。大部分都较容易拔出，一般不用进行鼻腔底壁骨质的处理。

【预防及健康指导】

(1)出现相应症状应该积极到正规医院就诊检查。
(2)一旦确诊，不必惊慌，手术治疗即可。
(3)按时体检。

二、引起小儿鼻腔臭味的"元凶"——鼻腔异物

【临床案例】

6岁的小嘟被奶奶带到耳鼻咽喉科门诊就诊，奶奶说闻到小孙子的鼻子里有臭味。医生给小嘟做了前鼻镜检查，发现他左侧鼻腔有个肿物，表面不光滑，碰了一下，还有点韧性。于是询问小嘟以前是否有异物进入过鼻腔。小嘟支支吾吾地说之前吃水果，把三颗苹果果核塞进了鼻子里，当时自己弄出来两颗，另外一颗没弄出来，因为害怕被家长骂，而且没什么不舒服，就没再管它。医生建议手术取出。小嘟接受了手术治疗，取出的异物其边缘已经钙化如石子并有肉芽包裹。

鼻腔异物易塞难取，残留引发后续麻烦，误吸入喉还会引发窒息，切记正确教育儿童！

【疾病知识】

鼻腔异物指异物进入了鼻腔。本病在儿童中发病率较高，鼻腔异物如果不

能及时取出，除了诱发出血、感染等情况外，异物还可能会移动至鼻咽部被吞下，甚至误吸入呼吸道，引发窒息。

1.病因

鼻腔异物的病因主要有以下几种：儿童玩耍时自己或他人将豆类、果核、塑料玩具等塞入鼻孔内，后难以清除或清理不全，造成鼻腔异物；水蛭和昆虫较多的地区，可爬入野浴或露宿者的鼻内；工矿爆破、器物失控飞出、枪弹误伤等使石块、木块、金属片、弹丸经面部鼻窦、眼眶及翼腭窝等处进入鼻腔。

2.临床表现

（1）流涕多为单侧鼻腔黏涕或脓涕，涕中可带血。

（2）鼻塞：单侧鼻塞，呼出气体有臭味。

（3）鼻结石：异物滞留时间久，可形成鼻结石。

（4）面部外伤性异物除有外伤表现外，随异物大小、性质、滞留时间和所在位置症状有所不同。

（5）动物性异物鼻内多有虫爬感，日久可有鼻窦炎。

【诊断与治疗】

1.诊断

（1）前鼻镜检查一般都能看清鼻腔异物所在位置。

（2）如为金属异物，需行 X 线检查，可明确异物的部位及大小。

（3）对于难以明确具体部位及性质的异物，需行 CT 检查。临床上主要与鼻结石、肿瘤进行鉴别。

（4）如异物存留过久，鼻内有肉芽组织形成，须用探针辅助检查。

2.治疗

对于留置时间短的异物，可在鼻镜下取出异物即可。对于肉芽组织、鼻结石或性质不明肿块的异物需行手术剔除，并抗感染治疗。

【预防及健康指导】

（1）正确教育儿童，不要随便往鼻腔中塞入异物，并仔细照看儿童，经常检查儿童口鼻。

（2）发觉有异物进入，应立即处理，必要时到耳鼻咽喉专科检查和治疗。

（3）异物意外进入鼻腔不要惊慌，防止误吸入喉引起窒息。

三、长在好奇宝宝鼻子里的"肿瘤"——原来是小小电池闯的祸

【临床案例】

3岁的小虎鼻臭、左侧鼻腔流脓血涕1个月，妈妈辗转当地几家医院就诊，医生检查后发现孩子左鼻腔有一个黑乎乎的肿物，行鼻CT扫描检查发现左侧鼻腔肿物影，肿物周围黏膜有炎性改变，难以确定性质，建议到上级医院看病。门诊医生检查后发现孩子左鼻腔有一黑色肿物并出血，肿物周围有溃烂和肉芽，呼出气体有臭味。追问病史，妈妈也说不出个所以然，只说孩子刚上幼儿园，一月前一切正常。因孩子不太配合检查，遂决定住院，在全身麻醉下进行鼻内镜检查，收缩鼻腔黏膜后探查，肿物可移动，用钳子夹出为一纽扣式电池，确定为鼻腔异物。经清洗鼻腔、抗感染治疗几天后痊愈出院。由于没有明确的病史，小小的电池给小虎带来较大的痛苦，也给家长带来巨大的心理压力和经济损失。小儿鼻腔异物往往在我们不知情的情况下发生了，因此提醒家长们应该要警惕。

【疾病知识】

鼻腔异物是儿童时期常见的急症之一，尤其以小儿患者多见。异物一旦进入鼻腔后，一般不易自行排出，如未能及时取出会引起鼻腔、鼻窦的炎性反应，

容易被误诊为鼻炎、鼻窦炎等疾病，异物还可能会移动至鼻咽部被吞下，甚至误吸入呼吸道，引发窒息。

1.病因

鼻腔异物是指鼻腔中存在外来的物质。小儿在玩耍时，出于好奇，喜欢将玩具等小东西塞入鼻腔，常因家长未能发现并及时取出而造成鼻腔异物感染。以5岁以下小儿多见。异物可分为三大类：

（1）矿物塑料类异物：如纽扣、小电池、玻璃珠、玩具、石块等。

（2）植物类异物：如果壳、豆类、果核等。

（3）动物类异物：如昆虫、蛔虫、水蛭等。

2.临床表现

（1）儿童鼻腔异物多有单侧鼻塞、鼻腔黏脓涕、涕中带血、呼出气有臭味等。

（2）面部外伤性异物除有外伤表现外，随异物大小、性质、滞留时间和所在位置症状有所不同。

（3）动物性异物鼻内多有虫爬感，而像纽扣式电池这类异物有强烈腐蚀性，可引起鼻腔黏膜腐蚀、溃烂出血。

（4）光滑的圆珠状异物往往症状不明显，但这类异物在患儿哭闹时可能吸入气道引起气管支气管异物。

【诊断与治疗】

1.诊断

结合病史、辅助检查不难诊断。如异物存留过久，鼻内有肉芽组织形成，须用探针辅助检查。对于病史不明、病程较长的患儿谨防漏诊和误诊。

（1）前鼻镜检查对于稍能配合的儿童可直接发现异物，如果怀疑光滑的圆球形异物，在检查时应特别注意，患儿哭闹则有可能导致异物吸入呼吸道。因此，在患儿不能配合的情况下，不能强行检查鼻腔。如果异物在鼻腔停留时间较长则会引起鼻腔黏膜充血、肿胀、化脓及出血等，当炎症包裹了异物而又没有明确的病史时，易误诊。

（2）鼻内镜检查是确诊鼻腔异物较好的方法。但由于小儿多难以配合，往往需要在全麻下检查。

（3）影像学检查如为金属异物或不透 X 线的矿物质异物，可行 X 线或 CT 检查，以明确异物的部位及大小。

2. 治疗

（1）取出异物，对于合作的患儿，多数能在门诊前鼻镜或鼻内镜下取出。如不能配合处理，或异物存留时间较长有肉芽组织形成、有嵌顿的异物则需要在手术室麻醉下取出。

（2）抗生素治疗，异物合并感染者需抗感染处理。

（3）对症处理。

【预防及健康指导】

（1）不要将珠子、玻璃球、小电池等小的物品给小儿玩耍，以免他们将其塞入鼻腔、口腔及耳道等。

（2）当孩子出现鼻臭、鼻塞、脓血涕等症状时要及时去正规医院检查，排除鼻腔异物并明确诊断。

（3）当怀疑或确定孩子鼻腔异物时，不要自己强行去取，一定要去医院处理，因为如果处理不当，引起异物移位进入鼻腔深部或下呼吸道可能引起更为严重的问题。

第五章 鼻部其他疾病

一、鼻子上多出来的"小鼻孔"——鼻背中线瘘管伴皮样囊肿

【临床案例】

孩子出生后，家长首先关注的就是宝宝的外貌：个子高不高？眼睛是大是小？大家都想生一个大眼睛、高鼻梁、白皮肤的漂亮宝宝，但是有着高鼻梁的宝宝就一定是健康的吗？小宇是父母的二宝，小宇妈妈刚生下小宇时就发现他的鼻梁比较高，但是鼻梁中间有一个针尖样大小的孔，平时挤压小孔时可挤出白色的膏状物和细小的毛发出来，妈妈有点担心。随着小宇逐渐长大至一周岁，鼻梁越来越高而且变宽，鼓起一个包来，小宇父母赶紧带他去医院耳鼻咽喉科就诊，经过医生的仔细诊断，小宇被确诊为鼻背中线瘘管伴皮样囊肿。经过手术治疗后，小宇终于康复出院。那么，什么是鼻背中线瘘管伴皮样囊肿呢？

【疾病知识】

鼻背中线瘘管伴皮样囊肿，可表现为囊肿、窦道或瘘管的形式。在组织学上，皮样囊肿保留了正常的皮肤附属器特征，囊肿壁由复层鳞状上皮构成，充满角质物质和皮肤衍生物，如毛发、毛囊、皮脂腺和汗腺等。若囊肿到达皮肤表面则形成瘘管，瘘管口可有毛发及皮脂溢出，这是皮样囊肿的特异性表现。如果病变内层不包含真皮和皮肤附件，则称为单纯表皮样囊肿。

1. 病因

鼻背中线瘘管伴皮样囊肿占先天性鼻中线肿块的 61% 以上。它是一种先天性疾病，倾向于家族遗传。有报道提出了常染色体显性遗传方式，是中胚层（皮肤附属物）和外胚层（复层鳞状上皮）发育畸形导致的。

2. 临床表现

鼻小柱至眉弓中线任意位置无症状的囊肿、无囊肿的真皮窦道或开口于鼻背皮肤的瘘管，偶可见内眦形成继发性第二瘘管口。瘘管口见突出的毛发是特异性表现，但不到一半的患者可见毛发生长。如果伴有感染，可反复流脓感染，甚至出现脑膜炎、癫痫、脑脓肿、脑脊液漏等严重颅内外并发症。

【诊断与治疗】

1. 诊断

（1）鼻背部肿块为实质性，不透光，直径大多数在 1~2 cm，鼻背部可增宽。伴有感染时可出现局部皮肤的红肿破溃流脓和（或）脑膜炎体征等。有鼻腔内扩张者可见鼻腔内肿物或瘘管口，大部分是孤立或散发的。

（2）影像学检查。评估：①病变部位、大小；②有无间接（分叉或变形的鸡冠，扩大的盲孔或筛板缺陷）或直接的颅内扩张征象；③继发性并发症；④其他相关畸形；⑤CT 和 MRI 检查评估皮样病变周围的骨骼解剖异常，或显示颅底和（或）鼻骨可能存在的需要手术重建的缺陷。

（3）需要与炎性病变、创伤后畸形、良性肿瘤（如脂肪瘤、纤维瘤）、恶性肿瘤、先天性肿块（如表皮样囊肿、脑膜脑膨出、鼻神经胶质瘤、畸胎瘤）等进行鉴别。鼻中线皮样囊肿及瘘管易误诊漏诊，尤其当患者有反复局部感染史、外伤史、异物史时，临床易误诊为外伤性鼻部脓肿伴或不伴异物存留，或单纯鼻背部表皮样囊肿，从而延误病情及导致复发而再次手术。

2.治疗

（1）手术是目前治疗鼻背部中线瘘管伴皮样囊肿的首选。

（2）建议早期手术彻底切除皮样病变，以防止颅内外并发症、局部结构畸形和复发。

（3）一般建议1~2岁时进行手术治疗，但如有并发症的迹象，如感染、畸形、肿块快速生长或阻塞鼻咽部气道，鼻中线皮肤瘘管口处有毛发，特别是在影像上有明显的颅内扩张时，建议尽快行手术切除治疗。

【预防及健康指导】

（1）早期发现，早期治疗，如小儿出生后即发现鼻部出现异常隆起，或鼻背部等处出现小孔，平时挤压小孔可看到里面可挤出白色的膏状物和细小的毛发，甚至出现频繁出现红肿热痛，则应尽早送到医院就诊，避免延误病情。

（2）保持鼻部皮肤清洁，干燥。勿直接用手挤压，造成感染。

二、幼儿吃奶呼吸急促——先天性后鼻孔闭锁惹的祸

【临床案例】

小杰的降生为这个家庭增添了欢乐与笑声，但是很快，小杰一家的这份激动与喜悦就变成了焦躁不安，怎么"小天使"一生下来就只能张口呼吸，吃奶时

就会嘴唇发紫、面色发绀呢？大声哭闹的时候又能得到缓解，看着让人心急又心疼，连喂养和进食都成了难题。将宝宝带到医院检查后才知道"小天使"属于先天性后鼻孔闭锁，这种病一出生的时候双侧后鼻孔就是完全封闭的，所以患儿只能张口呼吸。同时吃奶的时候没办法经口呼吸，就会出现缺氧发绀的现象。如果不及时处理，会因为营养不良影响发育，长期张口呼吸也会影响患儿面部发育异常。那么该如何治疗呢？

【疾病知识】

1. 病因

先天性后鼻孔闭锁（PCA）为鼻腔后部发育异常所致先天性畸形，胎儿怀孕期间发育不良，导致鼻膜和软骨组织没有退化发育，都会导致先天性后鼻孔闭锁。先天性后鼻孔闭锁被认为是综合性病症的一部分，最常见的是 Charge 综合征；与 Charge 综合征相伴的有眼部的缺陷、心脏畸形、后鼻孔闭锁、出生后生长迟缓、生殖器发育不良及耳畸形等一系列异常。正常情况下，儿童的后鼻孔几乎呈环状，成年后鼻孔发育生长为高宽比约 1∶2 的状态。PCA 发生的胚胎学基础尚不明确，闭锁的形成有 4 种说法：

（1）颊咽膜未吸收。

（2）颊鼻膜残留形成闭锁间隔，其量决定闭锁板的性质（膜性或骨性或混合性），闭锁板 90% 为骨性、10% 为膜性。

（3）异常或局部的中胚层形成后鼻孔区的粘连带。

（4）局部的某种因素导致周围的中胚层增生，形成后鼻孔闭锁。

2. 临床表现

（1）呼吸困难：新生儿正常情况下使用鼻呼吸，若有双侧后鼻孔闭锁，鼻呼吸受阻，则必然出现呼吸困难或喂养时误吸，甚至窒息死亡。患儿憋气后则哭闹，空气则经口进入呼吸道，故张口呼吸后症状缓解。

（2）鼻塞及脓涕：闭锁侧脓性鼻涕较多，鼻孔、鼻前庭皮肤及鼻腔黏膜发红、糜烂和脱屑等。闭锁阻塞而导致鼻腔鼻窦的通气引流功能障碍，从而患儿说话时鼻音较重，长期睡眠时张口呼吸、打鼾，发展为颜面骨发育异常，类似

"腺样体"面容。

(3)听力下降：少数后鼻孔闭锁患儿的闭锁侧咽鼓管功能障碍，容易导致分泌性中耳炎，其中听力下降尤为显著。

【诊断与治疗】

1. 诊断

所有出现窒息的新生儿或周期性呼吸困难在哭闹时消失且伴有哺乳困难者，首先要考虑先天性后鼻孔闭锁。

(1)可用一橡胶导管经鼻腔插入，若橡胶导管不能经鼻到达鼻咽部，则表明极有可能患先天性后鼻孔闭锁。亦可用卷棉子沿鼻腔底部导入，可触及闭锁板并明确其性质。

(2)染色试验，将美蓝染色液或1%龙胆紫液滴入鼻腔，1~2分钟后观察口咽部是否着色，若无着色可诊断为先天性后鼻孔闭锁。

(3)鼻内镜检查。

①小儿前鼻镜检查较困难，年龄较大患儿检查顺利者可窥视到鼻腔后部闭锁板的位置。

②鼻内镜检查最为客观，可以了解闭锁板的位置、范围、局部黏膜、毗邻结构及分泌物位置，有利于选择手术方式和方法。

(4)现临床首选影像学检查是高分辨鼻窦 CT 扫描，可清晰地显示后鼻孔闭锁的位置、侧别和闭锁的性质；同时清晰显示头颅、鼻腔及鼻窦的解剖变异或异常，从而发现鼻窦炎、鼻息肉等伴随疾病。

2. 治疗

(1)手术治疗为首选治疗方式。新生儿若为双侧后鼻闭锁，可发生呼吸困难及喂养时误吸等急性症状，故窒息最为常见。

(2)鼻内镜手术为治疗 PCA 的最佳方法，且越早手术治疗，尽快解除后鼻孔闭锁，恢复鼻腔鼻窦通气和引流，对患儿后期的生长发育的不利影响越小。

【预防及健康指导】

（1）先天性鼻孔闭锁在孕期检查和筛查中很难发现，因此家长平时需要观察和留意宝宝的呼吸情况。及早发现并尽早帮助患儿建立呼吸通路是非常重要的。当父母发现刚出生的小婴儿出现呼吸困难、发绀及窒息，吃奶时或吃饭时加重，啼哭时却可得到缓解甚至消失，而且心肺无异常时，应警惕是先天性后鼻孔闭锁的可能，应该及时到医院就诊。

（2）先天性鼻孔闭锁手术后也有再次出现鼻孔闭锁的可能，因此日常的护理也需要时刻注意宝宝的呼吸状态。

（3）对于单侧后鼻孔闭锁的患儿，由于呼吸困难症状并不明显，较难被发现，如遇到孩子常常固定一侧鼻孔不通、常流鼻涕，家长应多多留意。

三、配戴眼镜总不适，也可以看看耳鼻咽喉科——鼻背部骨膜与软骨膜炎

【临床案例】

张先生是一名近视患者，他的工作是软件开发，需长时间地在电脑面前工作。但近期来，该患者总是觉得眼镜压在鼻子上不舒服，甚至有时候还有压痛感，感觉鼻子"被压塌了"。他去眼镜店多次调整眼镜后仍然不见好，无奈只能求助于眼科医生，眼科医生查看后建议患者于耳鼻咽喉科就诊。最终，确诊他患有鼻软骨炎。

【疾病知识】

鼻软骨炎是一种鼻部软骨的炎症性疾病，发病机制尚不明确，可能与自身

免疫反应有密切关系。鼻软骨炎通常不单独发作，更多的是作为复发性多软骨炎（relapsing polychondritis，RP）的一种表现形式。RP 是一种累及全身多系统的自身免疫性疾病，主要累及耳郭、鼻、喉、气管、支气管及关节等软骨组织，反复炎症可致组织及器官永久性破坏。该病发病率较低，可发生于各个年龄段，好发年龄常在 30~60 岁。

1.病因

学者普遍认为 RP 是由自身免疫反应异常引起的疾病。推测其发病机制是各种原因引起的细胞和体液免疫功能异常并攻击自身的软骨组织，导致含有软骨组织器官的结构破坏，从而导致本病的发生。软骨炎是复发性多软骨炎常见的表现，遗憾的是只有一小部分患者可能会有鼻梁处疼痛，多数患者并没有任何不适，直到就医时被医生发现。据报道，约 60% 的 RP 患者可出现鼻软骨炎。

2.临床表现

（1）鼻软骨炎可表现为鼻部软组织肿胀、疼痛，常伴鼻塞、流涕、鼻出血等，也可出现嗅觉减退。

（2）晚期典型表现为鼻软骨塌陷、特征性"鞍鼻"畸形，其发生率为 30%~60%，这也是炎症造成软骨破坏后的表现。患者常有鼻塞、流涕、鼻出血、鼻黏膜糜烂及鼻硬结等。

（3）RP 除了可出现鼻软骨炎之外，还可出现耳软骨炎，关节病变，喉或气管、支气管软骨炎。

（4）其他：约 60% 的患者可出现眼部受累，常表现为巩膜炎；约 30% 的患者可出现皮肤受累。常为非特异性表现，如口腔溃疡、紫癜、网状青斑、结节红斑、血栓性浅静脉炎等；约 20% 的患者可出现心血管系统受累；约 10% 的患者可出现肾脏病变，出现蛋白尿、血尿、高血压、肾功能不全等表现。

【诊断与治疗】

1. 诊断

(1)实验室检查。

①急性活动期大多数患者有轻度正细胞正色素性贫血及白细胞中度增高，ESR 增速。

②少数患者有蛋白尿、血尿或管型尿。有时可出现类似肾盂肾炎的改变。急性活动期尿中酸性黏多糖排泄增加，对诊断有参考价值。

③20%~25%的患者免疫荧光抗核抗体阳性及类风湿因子阳性。少数患者梅毒血清学反应假阳性或狼疮细胞阳性。总补体、c3、c4 多正常，偶有升高。IgA、IgG 在急性期可暂时性增高。间接荧光免疫法显示抗软骨细胞抗体阳性及抗 Ⅱ 型胶原抗体阳性对 RP 的诊断可能有帮助。

④肾功能异常及脑脊液细胞增多提示相关的血管炎。

(2)X 线和 CT 检查常有耳软骨钙化，鼻软骨塌陷。

(3)活检组织病理学证实也可以确诊。

(4)当具有下述标准 3 条或 3 条以上者也可以确诊 RP。

①双耳软骨炎。

②非侵蚀性多关节炎。

③鼻软骨炎、眼炎，包括结膜炎、角膜炎、巩膜炎、浅层巩膜炎及葡萄膜炎等。

④喉和(或)气管软骨炎。

⑤耳蜗和(或)前庭受损，表现为听力丧失、耳鸣和眩晕。

2. 治疗

(1)药物治疗。

①轻症患者可选用非甾体抗炎药及秋水仙碱等。

②对于急性发作及重症患者则首选糖皮质激素，长期规律使用可能会减少发作次数及降低严重程度。

③对糖皮质激素反应不佳的患者可联合使用免疫抑制药，如环磷酰胺、甲氨蝶呤、硫唑嘌呤等。

④生物制剂：我国使用较多的为利妥昔单抗和肿瘤坏死因子受体抗体。

（2）手术治疗：对合并气管软骨炎、气管软骨塌陷引起重度呼吸困难的患者，应立即行气管切开术，必要时使用人工呼吸机辅助通气，以取得进一步药物治疗的机会。已有报道对于软骨炎所致的局限性气管狭窄可行外科手术切除。对鼻部已经塌陷者，可后期行鼻部美容手术。

【预防及健康指导】

（1）出现反复鼻部不适，特别是短期内无明显诱因出现鼻部塌陷时，要及时就医。

（2）注意保暖，避免劳累、受凉，适当运动，增强抵抗力。

（3）补充优质蛋白及含钙高的食物，比如鸡蛋、牛奶等，少食辛辣刺激性食物，多晒太阳，促进钙吸收。

四、嗅觉减退病因难寻——警惕颅内或颅底疾病

【临床案例】

45岁的王女士，近两年来逐渐出现嗅觉减退，偶尔出现左侧头痛的症状，她以为都是鼻炎惹的祸，并未重视，也一直未正规治疗。但近10天来，她开始出现明显头痛，并逐渐加重，才想起去医院就医，经检查后被诊断为"左侧额部占位性病变"。王女士不禁疑惑，明明是嗅觉出现问题，怎么就成了颅内肿瘤这种可怕的疾病呢？

【疾病知识】

1.病因

嗅觉是如何产生的呢？人的嗅器接受气味刺激的第一个重要的结构是嗅细胞，为嗅觉感受器，分散于鼻腔内的嗅黏膜上。嗅细胞是双极神经元，它的嗅毛伸向嗅黏膜表面，接受气味分子的刺激；嗅细胞的另一端发出嗅神经纤维，若干条神经纤维集中在一起形成嗅丝，这些嗅丝向上穿过鼻腔顶的很多小筛孔，终止于嗅球，嗅球位于颅腔内脑底面靠近于鼻腔顶处。嗅球内的神经细胞再发出纤维组成嗅束，嗅束连于大脑底中部深处，嗅束的纤维经过脑内多次神经元的接替，最后将气味信息传导所谓的嗅皮质，嗅皮质位于大脑中部的深处，在此完成嗅觉的主观识别。那么，在此传导通路中，任何一个环节出现问题，都可能引起嗅觉的减退或丧失，如肿瘤的压迫或者破坏。这也就不难理解，为什么颅内或颅底的肿瘤会引起嗅觉的减退和丧失了。

2.临床表现

(1)嗅觉进行减退或丧失：嗅觉的进行性减退或丧失，特别是单侧的时候，应高度怀疑颅内累及嗅神经的病变，如前颅底、嗅沟脑膜瘤、嗅母细胞瘤，或累及前颅底的脊索瘤等。如果周围本来没有异味而闻到有怪味(幻嗅)，可能是一种癫痫的特殊表现，应高度警惕颞叶内侧面的肿瘤。

(2)头痛：是颅内肿瘤临床上常见的症状之一。一般情况下，偶尔头痛或因体位改变而头痛不会有太大的问题，如果长时间头痛就应引起重视。长期头痛或经常头痛可能是重病的先兆，有时疼痛还可伴随有恶心呕吐现象。头痛也是颅内压增高的常见症状，发生率为80%~90%。初起较轻，以后呈持续性、阵发性加剧，清晨时加重是其特点。

(3)视力下降：很多人以为视力下降就是老花眼或近视眼造成的，实际上颅内肿瘤也能造成视力下降，且和近视眼、老花眼不同，颅内肿瘤造成的视力下降不能通过配镜来矫正。此外，颅内肿瘤还可造成视野的缺损，但早期要用专业仪器来检查。等到自己发现视野缺损时，往往已经很严重了。

(4)听力进行性减退：若无中耳炎或外伤等病史，仅一侧耳朵听力呈进行性减退，伴有同侧耳鸣，很可能是颅内肿瘤压迫听神经所致。

（5）说话口齿不清是典型的脑病先兆信号。如果在努力吐字发音的情况下，仍有 70%~80% 的字发音不清，就要考虑与脑病有关。

【诊断与治疗】

1. 诊断

（1）CT 在颅底肿瘤的诊断中具有其独到之处，平扫和增强 CT 可清楚显示骨性或伴钙化病变，并可发现多数颅底肿瘤，特别对眶内肿瘤和骨性肿瘤意义较大，CT 骨窗位有助于了解颅底骨、副鼻窦及骨质破坏情况。

（2）MRI 检查可显示肿瘤与颅内和颅外结构的关系，明确肿瘤侵犯的范围，有利于手术入路的选择和手术方案的设计。

（3）如要明确颅内或颅底病变类型，在有条件的情况下，病理活检是确诊的金标准。

2. 治疗

根据不同类型的颅内、颅底疾病选择不同治疗方法，大部分颅内、颅底疾病首选治疗方式就是手术，同时根据疾病类型、肿瘤侵犯位置选择不同的手术路径。

【预防及健康指导】

（1）充足的睡眠是最好的脑保护剂。睡眠过程中大脑处于一个修复状态，能够移除一些垃圾和毒素，也能为我们大脑提供能量，让我们一天保持清醒状态。而睡眠不足会让大脑中的蛋白质堆积，从而攻击大脑的正常细胞，导致大脑萎缩。所以拥有一个充足的睡眠对大脑健康非常重要。

（2）过高的压力会让我们喘不过气，也会让我们的大脑变得萎缩，思维变得缓慢，还会引起很多疾病。所以我们在日常生活中一定要学会自我解压，避免出现一些抑郁、焦虑的情况，让我们的大脑保持在放松状态才是最好的。

（3）均衡饮食，合理分配。糖、高油、高盐等食物是大脑讨厌的，不仅会损害大脑中的多巴胺系统，还会影响智商，增加老年痴呆症发病率，需要少吃。而大脑喜欢的食物，如果经常吃，不仅提高注意力，还会让大脑越来越健康。大脑喜欢的食物其实就是人们常说的健康食品，包括鱼类、豆类、橄榄油、花生、坚果（核桃）、蔬菜和水果等。

（4）运动让人脑更发达。运动不仅是锻炼身体，同时也是锻炼大脑。事实上，它还能提高大脑的运作质量，从而增强记忆力、学习能力等。因为经常运动可以促进血液循环，将更多的氧气和血液运输到大脑中，为脑细胞提供一个滋养的环境。

（5）如果发生脑部疾病，早发现早治疗是非常重要的。平时，定期体检，是一种不错的预防方式。在医院治疗期间，也一定要谨遵医嘱，配合医生的治疗，这样才能让病情更快地好起来。

耳部疾病篇

第一章　外耳疾病

一、耳朵内的异常响动——可能是耳内耵聍在作怪

【临床案例】

28 岁的小李，自诉左侧耳内有"轰轰"的异常响动，常发生在摇头或者咀嚼东西时，安静状态下症状缓解，无听力下降及耳流脓等。遂去耳鼻咽喉科就诊，进行耳内镜检查发现其左侧外耳道耵聍栓塞，耳内镜下行外耳道耵聍清理后症状消失。

【疾病知识】

外耳道耵聍俗称"耳屎"。外耳道软骨部的皮肤组织含有耵聍腺，正常情况下会分泌一定量的耵聍。耵聍在外耳道内起到防御和保护的作用，保持外耳道处于一个微酸性的环境，对微生物和细菌起到防御作用，可以预防感染。当耵聍栓塞引起不适症状，比如堵塞耳道影响听力或引起炎症导致疼痛时我们需要去医院到耳鼻咽喉科就诊取出。

1. 病因

（1）耵聍分泌过多，因外耳道炎、湿疹、在灰尘较多的空气中工作、挖耳等使局部受到刺激，致使耵聍分泌过多。

（2）耵聍排出受阻，外耳道狭窄、瘢痕、肿瘤、异物存留等均可阻碍耵聍排出。经常挖耳，可将耵聍推向外耳道深部，下颌关节运动障碍或耵聍被水浸渍等都会影响耵聍正常排出。

2. 临床表现

（1）外耳道未完全阻塞者，多无症状。

（2）完全阻塞者可使听力减退。

（3）当耵聍压迫鼓膜可引起眩晕、耳鸣及听力减退。

（4）当耵聍压迫外耳道后壁皮肤，可因刺激迷走神经耳支而引起反射性咳嗽。

（5）当耵聍遇水膨胀时可致听力骤降，应与特发性突聋鉴别。

（6）耵聍还可诱发外耳道皮肤糜烂、肿胀、肉芽形成等。

【诊断与治疗】

1. 诊断

当耳朵随着活动出现异响最简单的方法就是采用耳镜检查，检查可见外耳道为黄色、棕褐色或黑色块状物所堵塞，或质软如泥，或质硬如石，多与外耳道紧密相贴，不易活动。

2. 治疗

如果出现异响，需要及时到当地正规的耳鼻咽喉科进行相关诊治。如为耵聍堵塞导致，在耳内镜下清除外耳道内的耵聍即可。若耵聍较硬，难以去除，临床可采用碳酸氢钠滴耳液软化耵聍后再取出。

（1）外耳道耵聍具有保护外耳道皮肤的作用，平时借助咀嚼、张口等运动，耵聍多自行排出，无须掏耳。

（2）用硬物、棉签掏耳朵可能会将病菌带入耳道，增加感染风险，且可能损伤外耳道皮肤或者鼓膜。

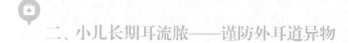

二、小儿长期耳流脓——谨防外耳道异物

【临床案例】

小宝 1 岁半，2 个月前无明显诱因出现右耳朵反复流脓，常常哭闹不止，起初家人以为只是单纯的发炎，就去诊所买了滴耳液，滴了几天后流脓逐渐减少，大家都以为好了。但过了段时间后，小宝又出现了流脓、哭闹并抓挠患耳，有时候喊他都没有反应，滴耳药水只能稍微缓解症状。这下小宝的爸爸妈妈慌了，赶紧带他来医院检查。结果发现导致反复流脓的罪魁祸首竟然是外耳道里面掉进去一颗小珠子，因为异物一直没有取出，久而久之引起炎症，即使用了滴耳的药也难以根治。

【疾病知识】

发生在儿童尤其是不会说话的婴幼儿的外耳道炎主要由外耳道异物引起。小儿好奇心强，常常喜欢把各种小物体塞入耳内，但又没有告诉家长而一直未取出，最后引起感染。如能尽早就诊，我们就能较早发现外耳道内的异物并及时取出，从而从根源上解决问题。

1.病因

外耳道长 2.5~3.5 cm，略呈 S 形弯曲，并非一个直管，因此异物入耳内如无专业工具很难取出。当异物长时间留于外耳道，压迫周围组织就会发生继发感染，最终导致局部组织炎症、坏死，从而形成脓液或者脓痂排出。某些植物性异物亦可释放出油性物刺激耳道皮肤引起炎性反应。通常外耳道异物一般分为以下几种：

(1)动物性：各类昆虫或爬虫类，如飞蛾、蚂蚁等。

(2)植物性：豆类、谷类等，如黄豆、米粒、麦粒、植物种子等。

(3)非生物性：玩具小部件、小珠子、小石子、纸屑、棉棒头、纱条等。

2.临床表现

依异物的大小、形状、位置、种类不同而异。

(1)小而无刺激性的异物：可长期存留而无任何症状；较大的异物则可引起耳痛、耳鸣、听力下降、反射性咳嗽等。

(2)活昆虫等动物性异物：可在外耳道内爬行骚动，引起剧烈耳痛和耳鸣。

(3)植物性异物遇水膨胀后，可引起植物性炎症刺激或压迫外耳道引起胀痛。

(4)异物位置越深，症状一般越明显，靠近鼓膜的异物可压迫鼓膜，发生耳鸣，眩晕，甚至引起鼓膜及中耳损伤。

【诊断与治疗】

1.诊断

(1)首先要详细询问孩子有没有异物进入耳朵，或者耳朵有没有受过外伤；对于还不会说话的婴儿，应让家长回忆患儿有没有接触过较小的异物，有无抓挠耳朵、哭闹不止、听力下降等症状出现。

(2)对于外耳道异物引起的耳流脓的检查方法主要是通过耳鼻咽喉科医生在电耳镜下初步观察判断，再在耳内镜或者耳显微镜下进一步观察评估异物的性质、位置，以及外耳道炎症的严重程度。

2. 治疗

(1)外耳道异物继发感染者可先行抗感染治疗，也就是滴耳药水、注射或口服抗生素，待炎症消退后再取异物；或取出异物后积极治疗外耳道炎。

(2)对于能够配合的患儿可直接在耳内镜下用专业工具取出异物，而那些无法配合的患儿，为了防止损伤鼓膜，应在全身麻醉或静脉麻醉下取出异物。

(3)异物过大或嵌入较深，难以从外耳道取出时，或同时合并中耳异物时，可作耳内或耳后切口，取出异物。

【预防及健康指导】

(1)对于幼小儿童，家长应加强风险防范意识和儿童监护管理，特别当孩子玩小珠类玩具或周围能接触到谷物、豆类植物时，尤其要加强防范。告诉孩子不要将异物放入耳内。

(2)野外露营时，要做好各类昆虫的防范，休息时配备必要的帐篷或蚊帐。耳朵长期流脓，滴耳药水消炎治疗后仍反反复复，应当考虑外耳道内可能有异物残留，要及时来医院就诊。

三、耳内瘙痒难忍——原来是外耳道真菌病惹的祸

【临床案例】

小丽 30 岁，1 个月前双耳进水后出现耳内瘙痒，起初她以为可能是因为自己平时游泳导致耳朵进水引起了炎症，就去药店买了滴耳液，用药后不但没有好转，瘙痒的感觉还越来越严重，尤其是到了晚上耳朵里面奇痒难忍，这种又湿又痒的感觉导致她晚上睡不好觉，第二天的精神状态很差，于是就来医院耳鼻咽喉科就诊。检查发现造成她耳朵奇痒的凶手原来是外耳道真菌病，也叫霉

菌性外耳道炎，也就是老百姓口中常说的耳朵里面长"脚气"了。像这种因外耳道真菌病造成耳朵奇痒的患者，在医院并不少见。

很多人耳朵一旦出现耳痒、耳痛等不适，多选择自行去药店购买滴耳药，市面上常见的滴耳药多为广谱抗菌药和激素复合剂，可以抑制细菌生长，但不会影响真菌的生长繁殖，用抗细菌的药去抑制真菌实际上属于没有对症下药，有时甚至会加重真菌感染。所以当出现耳朵发痒、潮湿、耳痛、耳流脓、听力障碍等症状时要及时来医院检查，查明病因后再治疗，不要盲目买药乱用。

【疾病知识】

外耳道真菌病是外耳道皮肤的亚急性或慢性炎性疾病，多数认为系由真菌感染所致，常合并细菌感染。本病好发于热带或亚热带地区，高温且潮湿的季节多见。

1. 病因

真菌在耳道的大量繁殖是真菌性外耳道炎发病的重要原因。常见的致病菌主要有曲霉菌、青霉菌、念珠菌属。什么情况下外耳道容易"长"真菌呢？

（1）人体抵抗力下降：当机体处于严重的营养不良状态、长期不正确使用和滥用抗生素、患有免疫系统缺陷疾病时都会造成免疫功能受到抑制，为真菌的生长繁殖创造了条件。

（2）在高温和潮湿的环境下真菌滋生繁殖更快。

（3）不良生活习惯：在正常情况下，外耳道呈弱酸性，而经常挖耳、游泳会改变外耳道的 pH，促使真菌入侵并生长。

2. 临床表现

外耳道真菌病主要临床表现为耳痒，还可有耳痛、耳流脓、听力障碍、耳鸣、眩晕等症状发生。

【诊断与治疗】

1. 诊断

目前检查真菌的主要检查方法还是通过在耳内镜下直观地寻找真菌团块，可见到外耳道内有灰白色、灰黄色或灰黑色膜状、丝状、粉状或团块状物，可伴有少许渗出物，外耳道皮肤稍红、增厚、糜烂、脱屑，如继发感染时出现局部肿痛。真菌培养检查可明确诊断。

2. 治疗

(1)轻度感染者清理干净后给予抗真菌滴耳液滴耳治疗，每周复查 1 次。

(2)感染严重者在清理干净外耳道后采用碘仿纱条或制霉菌素粉纱条填塞外耳道，3~4 天换药 1 次，待感染控制后改用喷抗生素激素类药粉或制霉菌素药粉，或采用滴耳治疗。严重者可口服抗真菌药物。

【预防及健康指导】

(1)频繁挖耳可能人为地将真菌带到外耳道中，而且耳屎有一定的抑菌作用，经常被清理干净会使耳道失去一道防护屏障。随着生活水平的提高，越来越多的人在足浴店及采耳店清洁耳道，这可能导致外耳道真菌病的交叉感染，所以应当谨慎选择。

(2)保持耳内干燥。如果游泳、洗头时耳道进了水，可将头偏向进水的耳朵并朝着地面，同侧单脚跳跃几次使耳道水流出。

(3)遵医嘱用药，没有明确细菌感染指征，没有医生指导，切勿滥用抗生素。

四、耳朵上的"聪明孔"，我要拿你怎么办？——先天性耳前瘘管

【临床案例】

小明今年6岁，出生时发现其左侧耳朵前有一小孔，爸爸说他自己左耳前也有一小孔，从小就常听老人说宝宝耳朵前后长出的小洞洞是"聪明孔"，代表聪明与富贵。但是1周前无明显诱因，小明左侧耳前小孔周围皮肤出现瘙痒，挤压后第二天出现疼痛红肿，爸爸觉得自己的"聪明孔"不痛不痒，以为儿子的也是这样，没想到居然这么难受。于是来到了耳鼻咽喉科就诊。像这种民间所说的"聪明孔"其实是"耳前瘘管"，是一种先天遗传的畸形。

耳前瘘管感染危害极大，可使局部发生红肿、疼痛、破溃出脓，经常反复发作，影响正常生活及美观。长期感染者，瘘管附近皮肤发生溃烂，形成瘢痕或数个溢脓小口，创面长期不愈合。如果瘘管较长，发生深部感染可出现远离瘘口的脓肿，所以耳前瘘管应及时治疗，以免产生更加严重的影响。

【疾病知识】

耳前瘘管长什么样子？顾名思义，耳前瘘管最常见于耳前方的皮肤，多为单侧，也可为双侧，有一个小孔或者小凹陷，其内部为一盲端小管。当然也有少数瘘口出现在耳轮的后上边缘，或者是耳甲腔、耳屏、耳垂甚至外耳道内。

1. 病因

耳前瘘管是宝宝在母胎时期耳郭发育过程中融合不全所致。简单地说就是本来在出生之前这个部位应该是长平整的，然而有一部分人没有长好，遗留下来一个管道，通过小孔和外界相通。

2.临床表现

耳前瘘管的表现存在差异性，可分为单纯型、分泌型、感染型。

(1)单纯型平时没有任何感觉和不适。

(2)分泌型是瘘管内皮屑及皮脂腺分泌物堆积导致瘘口经常有白色分泌物，可以引起局部皮肤瘙痒，局部隆起。

(3)感染型表现为局部红、肿、痛，瘘口溢脓液，严重者出现周围软组织肿胀，形成脓肿破溃或者肉芽，反复感染经久不愈。

【诊断与治疗】

1.诊断

先天性耳前瘘管的诊断并不难，主要依据其临床表现及病史，体检时发现耳前有一瘘管口，感染时其周围皮肤有红肿、隆起、压痛或破溃溢脓，反复感染者可有瘢痕形成，无感染时挤压瘘管口有白色豆腐渣样分泌物溢出。

2.治疗

对于耳前瘘管治疗也因人而异，若无感染可不予处理。在急性感染时，则要消炎，避免用手挤压，以免引起炎症扩散；局部形成脓肿者，应先切开引流，换药直至伤口愈合为止。有感染史者可待急性感染控制后行瘘管切除术。

【预防及健康指导】

(1)耳前瘘管不是什么"聪明孔""富贵命"，严重时会影响正常生活。所以要注意日常的护理，加强观察，防止出现红肿、流脓等感染症状。

(2)如果宝宝的耳前瘘管有液体流出来，这个时候最好用棉签擦去，千万不可用纸擦或者用手挤。

(3)洗澡的时候，加强对耳朵的保护，不能让水进入宝宝的耳朵。一旦发现这个部位或者周围有红肿、疼痛等异常出现，应及时就医。

(4)饮食上宜清淡，忌食辛辣刺激性食物。

五、幼儿园宝宝耳道长"珍珠"——原来是小伙伴闯的祸

【临床案例】

5 岁的嘟嘟，半天前在幼儿园玩闹时被小伙伴将珍珠样异物塞入了左侧外耳道。放学回家后嘟嘟告诉妈妈，自己的耳朵能长出"珍珠"，随即将左耳朝下，还真有小珍珠掉下来，这下可把大人急坏了，通过反复询问才得知，原来是在幼儿园里玩耍的时候小伙伴将几颗"小珍珠"塞进了嘟嘟的耳朵里。父母赶紧带她来医院，检查发现他的左侧外耳道内还有 2 粒小珍珠样的异物。像这种外耳道内进异物的情况，在医院时有所见，大都发生在儿童身上。

外耳道是一条直的通道吗？并不是。外耳道起于耳郭，止于鼓膜（亦称耳膜），长 2.5~3.5 cm，并非一直管，而是略呈"S"形弯曲的一个管道。当异物进入时很难自行排出。

【疾病知识】

1. 病因

（1）外耳道异物是耳鼻咽喉科常见的急症之一，多见于儿童，常为玩耍时将小物体塞入耳内所致。

（2）成人外耳道异物多为掏耳时小棉球或棉棒头等残留，或外伤时遗留异物。

（3）还有部分异物为治疗耳部疾病时将纱条、棉花等遗忘于外耳道内，以及昆虫侵入耳内。

2. 临床表现

根据进入异物的种类不同患者的表现不同，轻者可无症状，或耳闷、耳胀、

严重的可损伤鼓膜引起疼痛、听力下降、出血等，如果出现炎症则会有疼痛、耳流脓。活的昆虫进入外耳道可出现奇痒难忍、疼痛、耳内轰隆响等情况。不会诉说的儿童常常哭闹不止，抓挠耳朵。

【诊断与治疗】

1. 诊断

外耳道异物的诊断并不困难，大部分人有明确的外耳道异物侵入史，又有相应的临床表现，此时考虑外耳道异物的可能性很大。对于外耳道异物的检查和治疗手段主要通过耳内镜，也就是一根细小的镜头伸入外耳道观察异物的基本情况如异物的种类、形状、大小、位置、损伤程度、有无感染等情况。

2. 治疗

外耳道异物不要自行盲目掏出，可以尝试以下一些简单的方法：

(1)非生物性异物(如小纽扣)，可将患侧耳朝下，将耳朵往后上方或后方拉，用同侧脚在地上跳数下。

(2)生物性异物(如飞蛾)，先用双手捂耳大张嘴巴，然后到暗处，打开双手，根据飞虫的趋光性，用灯光或手电筒照耳道，小虫见光后可会自动飞出。

(3)豆类，选一根同耳孔大小一致的细管，稍插入耳道后，用嘴用力往外吸。

(4)如尝试上述方法后无法取出异物，应及时就医诊治，就医过程中尽量选择保持患耳朝下的体位，以防异物随着小儿的哭闹和摇头进入耳道的更深部位。医生再具体情况具体处理。对于不能配合耳内镜检查的患者，为了防止损伤鼓膜，常需要在全身麻醉之后才能取出。

【预防及健康指导】

(1)对于小朋友，父母一定要加强教育、注意看护，避免儿童因无知、好奇将异物塞入外耳道。

(2)尽量不要自行掏挖耳朵，在耳道内有盯聍(耳屎)时，最好前往医院让专科医生进行处理，避免耳朵损伤和耳道内异物存留。

（3）在有粒尘物及昆虫较多的环境中工作时，要加强工作防护，穿戴必要的装备，保护好身体各暴露部位。一旦外耳道进入异物，切忌自行盲目掏出，避免加重损伤，应及时找专科医生寻求帮助。

（4）当发现外耳道有异物时切忌自行盲目挖取，首先当异物进入"S"形的外耳道后若没有专业工具较难取出，不专业的工具可能损伤外耳道壁。其次仅2指头长的外耳道若盲目掏挖可能会将异物推向更深处，会增加取出的难度，甚至损伤鼓膜而影响听力。

第二章　中耳疾病

一、乘飞机时耳痛、耳闷或耳鸣——警惕咽鼓管功能不良

【临床案例】

王女士，40岁，1天前感冒后乘飞机时出现耳闷、耳痛及耳鸣，飞机起飞时患者感觉双侧耳朵被闷住了，耳朵胀胀的，听不清声音，过了好一会儿才缓过来，她以为这是坐飞机时的正常现象，没有很在意。没想到飞机降落时耳朵就特别痛，还有尖锐的耳鸣声，通过咀嚼口香糖也难以缓解。她问了周围的人之后才发现并不是每个人都有这种不舒服的感觉，于是就来耳鼻咽喉科就诊，检查发现造成耳痛、耳闷或耳鸣的原因是咽鼓管功能不良。咽鼓管功能不良导致乘飞机时出现耳部症状的患者还是很多的。

尽管耳痛、耳闷或耳鸣等耳部症状多数为耳朵本身原因所致，但也有部分患者在耳内外气压变化较大(如乘飞机、潜水)时出现的耳部症状是咽鼓管功能不良所致。如能尽早就诊，我们就能较早地发现咽鼓管功能不良、寻找导致咽鼓管功能不良的原因并积极治疗。但也有相当多的患者，尤其是症状相对较轻的患者并没有重视，仍然坚持潜水或乘飞机，直到出现严重的耳气压伤如听力

下降、眩晕等难以忍受的症状时才来治疗，可能就错过了最佳治疗期，导致治疗难度加大和治疗效果欠佳。

【疾病知识】

什么是咽鼓管？咽鼓管是沟通耳和鼻咽的管道，一端开口于中耳，一端开口于鼻咽部。管道周围有很多肌肉，肌肉收缩时咽鼓管打开与外界空气相通，从而调节中耳内的压力，还可以将中耳内产生的液体排出，这就是咽鼓管的通气和引流功能。

中耳是什么？中耳是耳的一部分，位于外耳和内耳之间。如果把中耳比作一个小房子，鼓膜（俗称耳膜）相当于是与外界相隔的前门，只不过是一层不能打开的膜，通过振动来放大和传递声音。咽鼓管则相当于是一个可以与外界相通的地下通道，当鼓膜内外气压不相等时，可以通过打开咽鼓管这个通道与外界相通从而改善鼓膜内外气压，使鼓膜保持正常的形态，让外耳带来的声波不受阻碍地进入内耳，此外咽鼓管也可以将中耳内产生的液体引流出来。

1.病因

为什么咽鼓管功能不良的人乘飞机时会出现耳痛、耳闷或耳鸣？感冒或者鼻炎等疾病可引起咽鼓管周围黏膜的充血、肿胀，导致咽鼓管不能正常地打开，也就是咽鼓管功能不良。这时若坐了飞机，当飞机起飞、下降时鼓膜外的气压会发生急剧变化，而咽鼓管因为这些疾病，调压作用不能够及时执行，就会导致鼓膜内外压力不相等，这种压力差会导致鼓膜向外或向内受压，就会出现耳痛、耳闷或耳鸣等耳部症状，压力差越大损伤程度越大，严重者还可能损伤内耳出现眩晕、听力进一步下降。

2.临床表现

（1）主要表现为患耳中耳压力失衡带来的相关症状，如耳胀满感、耳鸣、耳痛或不适感，也可表现为耳闷堵感，"噼啪"声、响铃声，自听增强等。部分患者有听力下降。

（2）当周围环境气压改变时，一些患者会通过反复捏鼻鼓气或活动下颌来平衡中耳负压。

(3)当患者呼吸时可感受到鼓膜扇动，自觉仰卧位时症状减轻，运动时加重，部分患者有习惯性抽鼻动作。

【诊断与治疗】

1. 诊断

(1)通过耳内镜检查鼓膜形态。

(2)纤维电子鼻咽镜可以检查咽鼓管咽口，经鼓室内镜检查咽鼓管鼓室口。

(3)咽鼓管功能障碍患者进行听力检测时可表现为传导性聋或混合性聋。

(4)咽鼓管通气及压力平衡功能检查。

(5)影像学检查如颞骨高分辨率CT。

2. 治疗

(1)如果是急性的咽鼓管功能不良，比如因感冒等急性上呼吸道感染引起的咽鼓管功能不良，大部分时候把感冒治好了，该病就治愈了。

(2)有些患者鼻子长期有不舒服的情况，比如有慢性鼻炎、过敏性鼻炎或者有鼻窦炎，要针对鼻子的问题进行治疗。

(3)对于治疗效果不好的患者，则要考虑针对咽鼓管开放的功能治疗，例如在用药物的时候，嘱咐患者做咽鼓管的训练如捏鼻、鼓气、咬牙、扮鬼脸，这些方法都有利于咽鼓管功能的恢复；如果以上治疗效果不明显，还可以做咽鼓管球囊扩张手术，就是把一根管子通进去将咽鼓管扩开，恢复其功能。

【预防及健康指导】

(1)在飞机上升和下降过程中，我们可以通过打哈欠、吞咽、咀嚼等动作，或者进行"捏鼻闭口呼吸法"等促进咽鼓管开放，调节中耳内外压平衡。

(2)有咽鼓管功能不良的患者应及时就诊，禁止处于耳内外气压变化较大的状态下(如乘飞机、潜水)，以防止耳气压进一步损伤鼓膜、中耳、内耳。

二、学龄儿童注意力不集中——警惕分泌性中耳炎

【临床案例】

6岁的小正是个调皮的小男孩，刚上一年级，近1个月上课时，班主任发现小正注意力非常不集中，常常自己玩自己的，且反应有些迟钝。起初家长以为是因为小孩调皮捣蛋，没有重视，后来逐渐发现小正在看电视时常常把音量调到很大，这才觉得可能是听力有问题，于是带他来耳鼻咽喉科就诊，检查发现造成小正注意力不集中的祸根竟是分泌性中耳炎。

【疾病知识】

分泌性中耳炎是儿童期最常见的耳科疾病。儿童的注意力不集中大多时候可能与儿童的性格、生长发育等有关，但也有部分患儿的注意力不集中、对声音反应迟钝是分泌性中耳炎所致。如能尽早就诊，我们能较早发现是分泌性中耳炎在作怪，可以在早期就得到治疗。但儿童的言语表达能力有限，家长很难及时发现，故多就诊延迟。分泌性中耳炎长期不愈可造成患儿言语发育迟缓、学习成绩下降等。

1. 病因

（1）目前认为分泌性中耳炎主要与多种因素导致的咽鼓管功能障碍或咽鼓管机械性阻塞有关。

①咽鼓管黏膜病变、腺样体增生或肥大压迫咽鼓管咽口。

②其他可能的致病因素包括感染、免疫、环境和遗传因素等都可能导致咽鼓管功能障碍。

③咽鼓管是连接中耳与鼻咽部的管道，而儿童的咽鼓管比成人的要短、平、宽、直。这使得儿童上呼吸道感染（如感冒、鼻炎、鼻窦炎等）的病原菌更

容易通过咽鼓管进入中耳引发炎症。

(2)分泌性中耳炎会影响声音的传导，导致患儿单侧或双侧耳听力下降，从而降低了患儿对外界信息的接收能力，久而久之患儿出现反应迟钝、注意力不集中、阅读和交流能力下降等问题，甚至不能独立完成学习任务和家庭作业。

2.临床表现

(1)听力异常：部分患儿可能会告知家长其有听力下降，出现耳内异响、自听增强或随体位改变的听力变化。病程较长者可有行为异常或注意力不集中等表现。婴幼儿可表现出对言语和环境声应答迟缓。

(2)耳部不适：少数患儿可有耳闷、不适感。部分幼儿可表现为烦躁不安，喜欢用手挠耳或者触碰一侧耳朵。如果出现了以上情况，就要考虑是否患上了分泌性中耳炎，应及时带患儿到耳鼻咽喉科就诊。

(3)长期患分泌性中耳炎可继发粘连性中耳炎。另外持续鼓室负压，会引起鼓膜内陷袋形成，最终可能导致中耳胆脂瘤。中耳胆脂瘤可破坏周围骨质，引发严重的颅内外并发症。

【诊断与治疗】

1.诊断

(1)电耳镜或耳内镜观察可见中耳有积液。

(2)听力检测可提示患儿听力下降的类型及程度，但部分患儿难以配合。声导抗常为"B"型图提示有积液。

(3)电子纤维鼻咽镜或鼻内镜可以直接观察咽鼓管在鼻咽部的开口，可以看到是否因腺样体过大或者占位性病变堵塞咽鼓管咽口，儿童常有腺样体肥大，此外还可以观察是否有鼻炎、鼻窦炎等鼻部疾病。

2.治疗

(1)保守治疗：积极治疗鼻炎、鼻窦炎、腺样体炎等邻近器官病变，改善鼻腔及咽鼓管通气、引流清除中耳积液。适当应用抗生素、黏液促排剂及鼻用糖皮质激素。咽鼓管吹张如捏鼻鼓气法及饮水通气法；鼓励儿童多作咀嚼、吞咽动作，有助于咽鼓管咽口开放。

（2）手术治疗：上述治疗方法无效，可考虑外科手术如鼓膜穿刺抽液、鼓膜切开置管、腺样体切除术、球囊扩张术等。

【预防及健康指导】

（1）研究发现大约90%的学龄前儿童和25%的学龄儿童曾患一次分泌性中耳炎，其中以6个月至4岁儿童最常见。分泌性中耳炎具有一定的自愈性，属于自限性疾病。但其自愈能力与患儿临床病因、积液时间相关。因此当出现上述症状时需及时到耳鼻咽喉科专科进行诊治，避免影响儿童的言语、智力发育等。

（2）同时在日常生活中加强对耳部的保护，当耳朵进水时，及时将耳内液体进行清理，避免坚硬的物体进入耳内。锻炼身体，提高机体抵抗力。

（3）当患儿经常出现鼻塞、流涕、发热等上呼吸道感染情况时要及时治疗，避免鼻咽部受这些疾病的炎性分泌物长期刺激而诱发腺样体肥大、分泌性中耳炎等一系列问题。

（4）给婴幼儿喂奶时，不要将婴幼儿平躺或者头朝下，避免因呛咳或吐奶引起奶水通过短、平、宽、直的咽鼓管进入中耳内。

三、小儿感冒久治不愈——注意慢性分泌性中耳炎

【临床案例】

4岁的小雪3个月前感冒后出现双耳不适，其家长说小雪从小体质很弱，经常感冒，所以就根据经验给她喂了感冒药，本来快好了但着凉后又加重了，反反复复总也不能痊愈。起初小雪总说耳朵里面有水不舒服，家长以为是洗澡

时耳朵进水了没多想。直到最近才发现小雪对声音反应很迟钝，说话稍微小声一点就没反应，这才来医院看病。检查发现原来是小雪感冒久治不愈造成了慢性分泌性中耳炎。像这种长期感冒引起耳朵出问题的儿童，在医院非常常见。

尽管儿童因为抵抗力较成人差容易感冒，但很多患儿通过治疗之后就能很快康复。然而也有部分患儿感冒经久不愈，每年感冒的次数也比同龄人多，感冒时间一久就可能出现分泌性中耳炎，导致耳闭、听力下降、对声音反应迟钝、注意力不集中等问题。所以对于这种经常感冒的患儿，如果能尽早就诊，我们就能尽早处理。但相当多的家长并没有重视，再加上儿童表达能力有限，就很难察觉儿童出现了耳部症状，可能就错过了最佳治疗期，导致病情加重，治疗更加复杂。

【疾病知识】

分泌性中耳炎是以中耳积液、听力下降及鼓膜完整为主要特征的中耳非化脓性炎性疾病。按病程长短不同，可分为急性（3周以内）、亚急性（3周至3个月）和慢性（3个月以上）三种，也有将本病分为急性和慢性两种的：凡病程长达8周及以上者即为慢性。慢性分泌性中耳炎是因急性期未能得到及时与恰当的治疗，或由急性分泌性中耳炎反复发作、迁延、转化而来。

1.病因

为什么患儿感冒久治不愈会引起慢性分泌性中耳炎呢？主要有两方面的原因：

（1）当出现感冒、鼻窦炎等上呼吸道感染时，分泌物中的致病菌通过鼻腔后的腺样体时，可以引起其增生肿大。当腺样体增生肥大到一定程度时就会堵塞两侧的咽鼓管咽口，引起分泌性中耳炎。

（2）儿童的咽鼓管近乎水平，又短又平又宽，导致上呼吸道感染的致病菌容易通过咽鼓管进入中耳，引起中耳局部感染。

2.临床表现

（1）慢性分泌性中耳炎主要表现为超过8周以上的反复或者持续性耳内胀闷感、堵塞感、听力下降、自听增强或随体位改变的听力变化等耳部不适，具体的临床症状存在个体差异。

（2）大部分患者是轻度的听力下降，少部分患者是中度或者重度的听力下降。

（3）小儿大多表现为对别人的呼唤声不予理睬，看电视时要调大声量，学习时精神不集中，学习成绩下降等。如果小儿的另一只耳朵听力正常，也可能长期不被家长察觉。

【诊断与治疗】

1. 诊断

（1）儿童因为免疫系统发育未完善，常常容易出现鼻塞、流涕、发热等感冒症状，但并不是所有的儿童都会在感冒之后出现慢性分泌性中耳炎。但是如果患儿感冒时间较长或者较为频繁，不管有无出现耳部症状，都建议家长带孩子来耳鼻咽喉科检查，一方面可规范治疗感冒防止病情进展，另一方面查明有无引起耳部疾病，尽早处理以防延误治疗而影响儿童的言语、智力发育等。

（2）对于慢性分泌性中耳炎的检查主要包括鼓膜、听力及鼻咽部的检查。

①医生可通过耳内镜观察患儿鼓膜的形态、完整度以及有无中耳积液。

②听力检查包括测听力、音叉实验、声导抗，判断患儿听力下降的种类和严重程度。

③鼻咽部检查可以检查腺样体、咽鼓管口等情况寻找原发病。

2. 治疗

慢性分泌性中耳炎在治疗方面大部分患者可以选择药物治疗。如果说药物治疗效果不好可以做鼓膜穿刺，如果仍然不能缓解病情的，就需要做鼓膜切开置管手术。有鼻塞、慢性鼻窦炎、慢性腺样体炎等指征时，同时行腺样体切除术。通过治疗后大部分患儿听力可恢复正常。

【预防及健康指导】

（1）锻炼身体，提高机体免疫力，预防感冒。

（2）注意耳部卫生，保持耳部干燥。

（3）预防急性传染病，中耳炎往往是一些急性传染病的并发症，常在麻疹、猩红热、中毒性菌痢、肺炎、流感等病的后期发生。做好传染病的预防、隔离和早期治疗，也能减少发生中耳炎的机会。

（4）不吃辛辣刺激性食物，避免接触烟雾等不良气体刺激呼吸道，保护和增强上呼吸道黏膜的抵抗力。

（5）预防和治疗过敏性疾病，避免接触过敏原，饮食上应避免食用引发个体过敏的食物，如海鲜食品等。

（6）擤鼻涕时勿双手同时捏紧前鼻孔用力擤鼻涕，应该按压一侧鼻孔轻轻清理鼻腔的分泌物。

（7）婴幼儿喂奶时应注意不要头部太低。

（8）鼓膜置管期间应避免耳道进水，以防引发急性化脓性中耳炎。

四、耳流脓，剧烈眩晕——原来是慢性中耳炎在作怪

【临床案例】

50岁的老李，右耳反复流脓30多年，1个月前突然出现剧烈眩晕。老李自述他自幼就查出有中耳炎，因家里条件差，一直没有看病，流脓水的时候就用滴耳药，现在听力越来越差，常常感觉耳朵闷堵。1个月前还突然出现天旋地转、恶心想吐的感觉，每逢此时就不敢睁眼，还以为是脑部出了问题，结果一检查才发现是多年的慢性中耳炎在作怪。像这种中耳炎久拖不治最后出现眩晕的患者，在医院也不少见。

眩晕并不是简单的头晕，发作起来患者时常感觉天旋地转，或者自己在转，很多人担心是脑梗后的症状，就去神经内科检查，但实际上也有部分眩晕是常年中耳炎导致的。如能尽早就诊，就能较早处理耳流脓，防止感染病灶的扩散，可以预防眩晕的出现。但相当多的患者觉得耳流脓是小事，想着总会自

愈的，没必要到医院检查，直到严重影响生活才来就诊，使得病情复杂化，加大了治疗难度。

【疾病知识】

耳朵除了有感知声音的功能，还有个重要的功能就是维持身体的平衡！而位于内耳的半规管则是掌管平衡感的，具有维持平衡和控制姿势的功能。当耳部结构出现感染破坏时，则会出现眩晕等症状，且眩晕发作与中耳炎的严重程度相关，也就是当中耳炎控制较好时眩晕轻，另一方面中耳炎严重时眩晕也较重。

1. 病因

(1)为什么慢性中耳炎会造成剧烈眩晕？人们所说的中耳炎，多指慢性化脓性中耳炎，其中有一种特殊的类型叫中耳胆脂瘤，虽并非真正的肿瘤，但却类似肿瘤，它可以逐渐增大且具有破坏周围骨质的能力。当它破坏到内耳半规管的时候就会导致患者出现剧烈眩晕（即迷路瘘管）。慢性中耳炎如不加以重视，不仅会出现眩晕的表现，还会导致不同程度的听力障碍、甚至破坏颅骨。

(2)中耳胆脂瘤通过破坏骨迷路的骨质，就形成了迷路瘘管，破坏了平衡功能导致患者出现眩晕。因外半规管与中耳相隔最近，所以通常都是外半规管的瘘管。

(3)中耳炎可损害半规管和耳蜗从而影响内耳功能，导致眩晕、感觉神经性耳聋、耳鸣等。不仅慢性中耳炎如此，其他类型中耳炎也可出现眩晕、感觉神经性耳聋、耳鸣等情况。

2. 临床表现

流脓与不同程度的听力下降是慢性化脓性中耳炎的主要常见症状。

(1)耳内流脓，脓液为黏脓或纯脓性。如脓液稀薄，无臭味，则为非危险型。如脓液较黏稠，且有臭味，则为危险型，需重视。

(2)不同程度的听力下降，由于常常为单耳发病，因此听力下降不易被发现。会随着病程的发展，听力损失程度会越重。一般为传导性听力损失，也可为混合性听力损失。

(3)部分患者有耳鸣，多与内耳受损有关。也有部分患者因鼓膜穿孔而发生耳鸣。因鼓膜穿孔而发生的耳鸣可在鼓膜修复后消失。

（4）有的患者则会出现眩晕、呕吐、剧烈头痛、发热等症状。

【诊断与治疗】

1. 诊断

（1）对于慢性中耳炎尤其是中耳胆脂瘤所致的迷路瘘管的检查主要有耳内镜检查、耳功能学检查及影像学检查。

（2）耳内镜可以直观地观察耳流脓情况，有时还可见胆脂瘤囊袋的开口。

（3）耳功能学的检查包括听力学检查及平衡功能检查，可以评估患者听力及平衡功能受损情况，还可做瘘管试验。

（4）耳部 CT 或 MRI 等影像学检查可分析病变范围及严重程度，明显者可直接看到半规管的瘘管（破了一个小洞），并对手术具有指导意义。

2. 治疗

（1）中耳炎伴眩晕患者发作时应卧床休息，对症治疗。大部分需手术治疗，彻底清除胆脂瘤病灶，对破损的迷路瘘管进行修补。

（2）早期诊断，早期治疗。中耳炎是一种常见病、多发病，如果不及时治疗，不仅会影响听力，还会使病情加重，导致穿孔、肉芽甚至胆脂瘤形成。胆脂瘤形成后，还会破坏中耳内组织，所以要重视中耳炎，切莫延误治疗，并注意动态观察，发现问题，及时就诊。

【预防及健康指导】

（1）勿食过硬及刺激性强的食物，避免过度咀嚼牵拉伤口处，减轻疼痛。

（2）如果感觉有眩晕、头痛，可适当延长卧床时间，减少下地活动，活动时必须有护士及家属陪伴，防止跌倒。

（3）嘱患者勿挖耳，保持耳道清洁，防止感染。

（4）注意耳部卫生，保持耳部干燥。

（5）提高机体抵抗力，预防感冒。

五、经常耳流脓、突发头痛——竟是脑内长"脓包"

【临床案例】

小王，35岁，自幼无明显诱因出现左耳流黄色脓液，在当地医院用药后耳流脓逐渐停止。之后左耳间断流脓，听力下降，没有出现特别严重的症状，所以一直没太在意。可最近1周突然耳痛伴剧烈头痛呕吐，尤其是晚上头痛特别厉害，还有点发热，这才来医院看病。检查发现他左耳里面的骨头被严重破坏了，脑袋里面竟然长了一个"脓包"，属于耳源性脑脓肿。在我们医院时常可以遇到这种忽视中耳炎、酿成脑脓肿的患者。

耳长期流脓、有臭味首先要考虑可能患上了慢性化脓性中耳炎或中耳胆脂瘤。如果经久不愈不仅会使听力逐渐下降，还可能会带来可怕的并发症——脑脓肿、脑膜炎、面瘫、眩晕等。但相当多的患者觉得耳流脓不痛不痒，并没有当回事，更觉得不需要做手术。直到出现难以忍受的症状，可能就错过了最佳治疗期，不仅导致了病情复杂化，还可能造成一些无法挽回的损失，更有甚者差点小命不保。

【疾病知识】

耳源性脑脓肿常继发于中耳胆脂瘤，那么中耳胆脂瘤是肿瘤吗？中耳胆脂瘤并不是人们口中所说的肿瘤，而是位于中耳内的一个似口袋样的结构，由于脱落的上皮细胞不断堆集，而又难以排出，于是它逐渐增大压迫并腐蚀周围骨质，向邻近组织扩散，最终出现脑脓肿等颅内外并发症，严重者可危及生命。

1.病因

(1)中耳感染病灶中的细菌微生物及毒素可通过破坏的骨质、未闭合的骨缝、血行途径等方式侵犯颅内而引起脑脓肿。

（2）什么样的人容易得耳源性脑脓肿？首先当然是患有中耳炎的患者，如急性中耳炎、慢性化脓性中耳炎和中耳胆脂瘤等。当中耳内的炎症病灶引流不畅、中耳乳突骨质破坏、机体抵抗力下降、致病菌毒力强时，即可导致耳源性脑脓肿。长期反复耳流脓的中耳炎患者，如果出现头痛，就需要高度警惕是否有耳源性脑脓肿发生，建议立即到医院就诊以免延误诊治。

2. 临床表现

（1）患者常表现为耳部流脓、耳痛、耳闷及听力下降等症状，耳流脓可间断可持续，有特殊恶臭味。

（2）有脑脓肿的一些表现，如怕冷、发热、头痛、呕吐，轻者患侧头痛，而症状重者可表现为持续性全头痛或者枕后痛，夜晚显著加重，可伴有喷射性呕吐的典型症状。

（3）根据脓肿在脑内形成的位置不同，患者表现也不同，可有烦躁、抑郁及嗜睡等精神症状，也可有对侧的肢体偏瘫、面瘫、不同类型的失语症或者步态蹒跚等平衡功能失调的表现。

【诊断与治疗】

1. 诊断

对于耳源性脑脓肿的检查主要分为耳部疾病的检查及脑脓肿的检查。

（1）耳内镜可以观察鼓膜及耳流脓情况。

（2）听力学检查评估患者听力受损情况。

（3）平衡功能检查判断炎症是否累及平衡系统。

（4）耳部 CT 或 MRI 等影像学检查分析病变范围及严重程度。

（5）颅脑 CT 或 MRI 可以显示脓肿的大小、位置、数目、脑受压情况，并对手术具有指导意义。

2. 治疗

耳源性脑脓肿的治疗，以手术治疗为主，原则上积极抗感染，控制炎症的同时脱水，以防止脑袋里面的压力太高而形成脑疝危及生命。脑脓肿包膜形成后，及时手术清理感染乳突病灶并切除脑脓肿。

【预防及健康指导】

(1)对于中耳炎耳流脓的患者应尽早及时治疗中耳炎，保持耳道引流通畅。

(2)日常生活中应当避免不洁水进入中耳。

(3)尽量减少上呼吸道感染频率，提高机体抵抗力。

第三章　耳聋、耳鸣、眩晕及面神经疾病

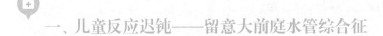

一、儿童反应迟钝——留意大前庭水管综合征

【临床案例】

近日，初中生小芸因感冒后反应迟钝求诊于耳鼻咽喉科。经询问病史，医生了解到，原来小芸之前双耳有轻度听力下降，在外院就诊后未做进一步检查，之后听力有波动性下降，特别是感冒后听力下降明显，这次听力下降已影响正常上课。医生结合病史及检查结果告知，小芸患上了大前庭水管综合征。

【疾病知识】

大前庭水管综合征是指有前庭水管扩大，且伴有感音神经性听力损失等症状。前庭水管是一微小骨管，长约 10 mm。位于颞骨岩部中，呈逆转的"J"字形。前庭水管的发生、发育和内淋巴管有关。

1. 病因

大前庭水管综合征是一种隐性遗传性非综合征型听力障碍性疾病。主要患者群是处于成长发育期的儿童、青少年。该病发病机制复杂，早期诊断和治疗尚缺乏特异有效的方法，暂时无法清楚解释其发病原因。可能的因素有：

（1）家族遗传；

（2）孕期感染；

（3）耳毒性药物等。

2. 临床表现

患者一般在 2 岁左右开始发病。主要表现为听力波动性下降，个别患者会表现出突发性耳聋，也有患者表现为发作性眩晕伴波动性听力下降，类似梅尼埃病。患者的听力逐步下降可致全聋。

【诊断与治疗】

1. 诊断

主要依据高分辨 CT 确诊。在颞骨轴位 CT 上测量前庭水管中段最大径，超过 1.5 mm 时应考虑本病，结合临床表现可作出诊断。

2. 治疗

目前尚无有效的治疗方法。早年有学者曾主张行内淋巴囊减压术，现已证明内淋巴囊减压术对本病无效。有残余听力的患者可佩戴助听器，极重度聋者可行人工耳蜗植入术。

【预防及健康指导】

（1）避免头部外伤，患者应注意不能敲打自己的头部，且尽量避免踢足球、打橄榄球等剧烈的体育运动，以免头部受到磕碰后诱发听力下降。

（2）避免增加腹压的行为，如避免举重、吹奏唢呐等乐器、潜水等。因为腹压增加后，可能会增加脑脊液的压力，从而诱发大前庭水管综合征的发生。

（3）避免感冒，因为患者在发生严重的感冒后，其听力可能会下降，而如果患者反复感冒，其听力在下降几次后，可能会完全丧失。

二、5 岁儿童不会说话——感觉神经性耳聋

【临床案例】

近日，王女士带着 5 岁仍不会说话的儿子求诊于耳鼻咽喉科。这名小男孩现在已经 5 岁了还不会说话，平时对外界也没有过多的反应，他的父母认为男孩说话晚，再加上孩子出生时的听力筛查也是通过的，所以在刚开始并没有太在意。随着孩子逐渐长大，仍是没有任何改变，父母以为孩子患有孤独症，前往医院检查时才发现孩子一直不会说话的原因是感音神经性耳聋。

感觉神经性耳聋是指耳蜗螺旋器病变，不能将声波转变为神经冲动，或神经及其中枢通路发生障碍不能将神经冲动传入，或大脑皮质中枢病变不能分辨语言。由于初步的听力学检查不能将感音性聋、神经性聋和中枢性聋区分开来，因此统称感觉神经性聋。

【疾病知识】

人耳构造分为三个部分：外耳、中耳、内耳。外耳由耳郭和外耳道组成。耳郭能抵御外来物体以保护外耳道和鼓膜，还能起到从自然环境中收集声音并导入外耳道的作用。中耳由鼓室、鼓窦、咽鼓管和乳突组成。中耳的基本功能是将来自外耳的声能传递到耳蜗的淋巴液。内耳有半规管、前庭和耳蜗，主要作用是调节身体平衡和将声音传递给大脑从而听到声音。而感音神经性耳聋是指发生在位于内耳耳蜗内螺旋器的毛细胞、听神经或各级听中枢的病变，主要是对声音的感觉与神经冲动的传导发生障碍，从而引起听力下降。其在耳鼻咽

喉科是一种较常见，且较难治的疾病之一。

1. 病因

（1）先天性感觉神经性耳聋常由内耳听神经发育不全、妊娠期受病毒感染、服用耳毒性药物或分娩时受伤等引起。

（2）后天性感觉神经性耳聋。

①病毒或细菌感染性聋：各种急性传染病、细菌性或病毒性感染，如流行性乙型脑炎、流行性腮腺炎、麻疹、猩红热、流行性感冒、耳带状疱疹、伤寒等均可损伤内耳而引起轻重不同的感觉神经性耳聋。

②药物性聋：多见于氨基糖贰类抗生素，如庆大霉素、卡那霉素、多黏菌素、双氢链霉素、新霉素等，其他药物如奎宁、水杨酸、顺氯胺铂等都可导致感觉神经性耳聋，耳药物中毒与机体的易感性有密切关系。药物中毒性聋为双侧性，多伴有耳鸣，前庭功能也可损害。中耳长期滴用此类药物亦可通过蜗窗膜渗入内耳，应予以注意。

③老年性聋：多因血管硬化、骨质增生，使供血不足，发生退行病变，导致听力减退。

④外伤性聋：颅脑外伤及颞骨骨折损伤内耳结构，导致内耳出血，或因强烈震荡引起内耳损伤，均可导致感觉神经性耳聋，有时伴耳鸣、眩晕。轻者可以恢复。耳部手术误伤内耳结构也可导致耳聋。

⑤突发性聋：是一种突然发生而原因不明的感觉神经性耳聋。目前多认为急性血管阻塞和病毒感染是引起本病的常见原因。

⑥爆震性聋：是由突然发生的强大压力波和强脉冲噪声引起的听觉器官急性损伤。鼓膜和耳蜗是听觉器官最易受损伤的部位。当人员暴露于 90 dB 以上噪声，即可发生耳蜗损伤，若强度超过 120 dB，则可引起永久性聋。

⑦噪声性聋：是由长期遭受 85 dB 以上噪声刺激所引起的一种缓慢进行的感觉神经性耳聋。主要表现为耳鸣、耳聋，纯音测听表现为 4000 Hz 谷形切迹或高频衰减型。

⑧听神经病：是一种临床表现较为特殊的疾病，主要的听力学特征包括听性脑干反应缺失或严重异常，耳声发射正常，镫骨肌反射消失或阈值升高，纯音听力图多以低频听阈损失为主。

⑨自身免疫性感觉神经性耳聋：是由自身免疫障碍致使内耳组织受损而引起的感音神经性的听力损失，这种听力损失是进行性和波动性的，可累及单耳或双耳，如为双耳其听力损失大多不对称。临床上自身免疫性感觉神经性耳聋患者听力图可有多种，如低频型、高频型、平坦型及钟型等，但是以低频型为最多。可能与内耳的这种免疫反应性损伤最先于蜗尖、耳蜗中部开始有关系，表现为典型的蜗性聋特征，这也是临床听力学一特点。

⑩梅尼埃病：是一种原因不明的以膜迷路积水为主要病理特征的内耳病。其病程多变，发作性眩晕、波动性耳聋和耳鸣为其主要症状。

2.临床表现

典型症状是发作性眩晕、波动性耳聋、耳鸣。

(1)眩晕：梅尼埃病、突发性聋或自身免疫性感觉神经性耳聋特点是突然发作，剧烈眩晕，呈旋转性，即感到自身或周围物体旋转，头稍动即感觉眩晕加重。同时伴有恶心、呕吐、面色苍白等自主神经功能紊乱症状。数小时或数天后眩晕减轻而渐渐消失。间歇期可数周、数月或数年，一般在间歇期内症状完全消失。

(2)耳鸣：绝大多数病例在眩晕前已有耳鸣，但往往未被注意。耳鸣多为低频音，轻重不一。一般在眩晕发作时耳鸣加剧。

(3)耳聋：早期常不自觉，一般在发作期可感觉听力减退，多为一侧性。患者虽有耳聋但对高频音又觉得刺耳，甚至在听到巨大声音也感到十分刺耳，此现象称重振。在间歇期内听力常恢复，但当再次发作听力又下降，即出现一种特有的听力波动现象。晚期，听力可呈感觉神经性耳聋。

(4)其他：眩晕发作时或有患侧耳胀满感或头部沉重、压迫感。

【诊断与治疗】

感音神经性耳聋是由感受声音的耳蜗毛细胞和(或)其后的神经通路病变所致，在现有医疗条件下很难依靠药物治愈，因此早期发现、及时准确地诊断显得非常重要。

1. 诊断

(1)主观听力检测技术主要包括针对成人检测的纯音听阈测试和言语测试，以及儿童的小儿行为测试和儿童言语测试。可以通过患者的主观反应，测试听觉敏感度，以及对日常生活交流能力进行评价。

(2)客观检测技术主要包括声导抗测试、听性脑干反应和耳声发射(OAE)测试，40 Hz 事件相关电位等。

(3)影像学检查有助于感音神经性耳聋的诊断。

2. 治疗

(1)药物治疗：根据不同的原因和病理变化的不同阶段可采取不同药物综合治疗，如增加神经营养和改善耳蜗微循环的药物、各种血管扩张药、促进代谢的生物制品等。目前感音神经性耳聋中，药物治疗效果最好的是突发性聋，而且是最为紧迫并力求用药规范的一种疾病。

(2)人工听觉技术干预：适用于重度到极重度感音神经性耳聋患者；人工耳蜗是目前唯一能使全聋患者恢复听力的医学装置。

【预防及健康指导】

(1)对于感音神经性耳聋，重点在于预防、早期发现和治疗。例如目前在我国开展的耳聋基因诊断和新生儿听力筛查工作，极大地改善了感音神经性耳聋的发病状况。

(2)积极防治因急性传染病所引起的耳聋，做好传染病的预防、隔离和治疗工作，增强机体(尤其是儿童)的抵抗力。

(3)对耳毒性药物的使用，要严格掌握适应证，如有中毒现象应立即停药，并使用维生素和扩张血管的药物。

(4)加强心理疏导，对患有感觉神经性耳聋的个人或家庭来说都是一件难以接受的事情。因此增强生活信心，积极面对，提供社会层面支持对患者及家庭来说都具有重要意义。

三、突发听力下降、耳鸣、耳聋——警惕突发性聋

【临床案例】

近日，上高三的小陈，因突发眩晕伴右耳鸣、右耳听力下降求诊耳鼻咽喉科。经询问病史，医生了解到，原来小陈近期学习压力大，经常熬夜看书，突发眩晕伴耳鸣后不能正常上课。医生诊断：突发性聋。

【疾病知识】

突发性聋是指突然发生的、原因不明的感音神经性听力损失，患者的听力一般在数分钟或数小时内下降至最低点，可同时或先后伴有耳鸣及眩晕。

1.病因

突发性聋的病因不明，很多致病因素都可能导致突发性聋，目前获得广泛认可的主要有病毒感染学说、循环障碍学说、自身免疫学说以及迷路窗膜破裂学说等。

2.临床表现

(1)耳聋：多为单侧耳聋，发病前多无先兆，少数患者则先有轻度感冒、疲劳或情绪激动史。耳聋发生突然，患者的听力一般在数分钟或数小时内下降至最低点，少数患者在3天以内听力损失方达到最低点。

(2)耳鸣：可为始发症状，大多数患者于耳聋时出现耳鸣，但耳鸣也可发生在耳聋之后。经治疗后多数患者听力可以提高，但耳鸣长期存在。

(3)眩晕：一部分患者伴有不同程度的眩晕，多为旋转性眩晕，伴恶心、呕吐。可与耳聋同时出现或于耳聋发生前后出现。

(4)其他：少数患者可有耳部闷堵感、压迫感或麻木感。

【诊断与治疗】

1. 诊断

根据临床症状、查体与听力学检查的结果，排除其他疾病引起的听力下降后，可作出临床诊断。

2. 治疗

突发性聋治疗目前多采用综合治疗的方法，有效率在70%左右。开始治疗的时间与预后有一定的关系，因此应该在发病后7~10天内尽早治疗。

（1）药物治疗。

①糖皮质激素：具有抗炎、抗病毒和免疫抑制的作用，可缓解血管内皮水肿，增加内耳血液供应，目前是突发性聋的重要治疗。

②溶栓和抗凝药物：突发性聋患者的血浆纤维蛋白原水平较正常人显著升高，红细胞聚集和血浆黏稠度也呈显著升高，提示血液黏滞度在突发性聋发病中起重要作用。

③神经营养类药物：常用的神经营养类药物有三磷酸腺苷（ATP）和维生素类等。ATP是机体组织细胞生命活动所需能量的直接来源。因其具有改善机体代谢的作用，已经成为治疗突发性聋的主要药物之一。

（2）高压氧治疗：由于毛细血管细胞水肿，耳蜗血流减少导致耳蜗缺氧，部分突发性聋患者外淋巴氧压降低，因此治疗的最终目的是恢复耳蜗内的氧压。高压氧治疗可以减轻内耳水肿和缺血缺氧损害，改善内耳循环，也能明显提高血液及组织细胞的氧分压和血浆中的容血量和在组织中的弥散半径，加快内耳毛细胞和前庭神经纤维的修复，还能减少血小板聚集、降低血液的黏稠度，因而可以用于突发性聋的治疗。治疗效果与患病时间相关。随着治疗经验的积累，高压氧结合药物和其他治疗手段的疗效优于单一的高压氧疗法。经过临床观察，高压氧治疗结合一定的心理护理措施效果更佳，对突发性聋患者采取个性化的心理疏导，患者的心理压力减轻，能够很好地配合治疗，使治疗得以顺利地进行，获得较好的临床疗效。

【预防及健康指导】

由于突发性聋病因尚不明确，并无针对性的预防措施。作为一般性的预防，日常生活中可注意以下几点：

（1）加强锻炼，增强体质，避免感冒，预防病毒感染。

（2）勿过度劳累，注意劳逸结合，保持身心愉悦。

（3）保持均衡饮食，多吃新鲜蔬果。减少烟、酒等带来的刺激。

（4）控制高血压、高血脂及糖尿病等全身慢性疾病。

（5）对于已经患突发性聋并且治疗后患耳仍然不具有实用听力水平的患者，除上述建议外，还建议特别应该保护健侧耳部功能：避免接触噪声；避免耳毒性药物；避免耳外伤和耳部的感染。

四、青年人听力突然下降伴耳鸣——小心听神经瘤

【临床案例】

近日，小王突发右耳听力下降伴耳鸣求诊于耳鼻咽喉科。经询问病史，医生了解到，小王1年前就有右耳耳鸣的症状，比较轻微不影响工作和休息，所以并未重视，近日突发右耳耳鸣加重伴听力下降。医生结合检查结果诊断为听神经瘤。

【疾病知识】

听神经瘤起源于耳蜗前庭神经的鞘膜，不是真正的神经瘤，绝大多数多源于第Ⅷ脑神经内耳道段，听神经瘤极少真正发自听神经，而多来自前庭上神经，其次为前庭下神经，一般为单侧，两侧同时发生者较少。听神经瘤是一种

很常见的颅内良性肿瘤，它生长在内听道、桥小脑角区，当它缓慢生长逐渐压迫耳蜗神经及前庭神经时，可引起耳鸣、听力下降、眩晕等症状；继续生长就会压迫面神经及三叉神经，引起面部麻木、抽搐、面瘫等症状；巨大肿瘤可压迫小脑及脑干，引起脑积水，甚至威胁生命。

1.病因

听神经瘤起源于脑神经的前庭神经鞘膜的施万细胞，造成听神经瘤的具体发病原因不明，但通常认为与遗传因素、环境因素、物理化学因素等有关。

（1）遗传因素：常见于神经纤维瘤病Ⅱ型，可能是由常染色体显性遗传的基因突变导致的，儿童期和青少年时期即可发病。

（2）环境因素：长期处于噪声较大的环境中、长期使用耳机等电子产品等，都可能会刺激前庭神经鞘膜施万细胞出现病变，从而诱发听神经瘤。

（3）物理化学因素：如受到电磁辐射、接触大量X线、接触有毒有害物质如苯等，都可能会导致前庭神经鞘膜的施万细胞异常增生，从而引起听神经发生改变，造成听神经瘤。

2.临床表现

临床症状与肿瘤大小直接相关。肿瘤位于内耳道内时表现为听力下降、耳鸣、前庭功能障碍；进入桥小脑角后，听力下降加重，并可出现平衡失调；压迫三叉神经时可出现同侧面部麻木。肿瘤进一步生长可压迫脑干，出现脑积水、头痛和视力下降等不适。

【诊断与治疗】

1.诊断

典型的听神经瘤具有上述渐进性加重的临床表现，借助影像学及神经功能检查可明确诊断。

（1）影像学检查。

①颅骨X线片见内耳道扩大、骨侵蚀或骨质吸收。

②CT表现为瘤体呈等密度或低密度，少数呈高密度影像。肿瘤多为圆形

或不规则形，位于内听道口区，多伴内听道扩张，增强效应明显。

③MRIT$_1$ 加权像上呈略低或等信号，在 T$_2$ 加权像上呈高信号。第四脑室受压变形，脑干及小脑亦变形移位。注射造影剂后瘤实质部分明显强化，囊变区不强化。

（2）神经耳科检查。

由于患者早期仅有耳鸣、耳聋，常在耳鼻咽喉科就诊。常用的是听力学检查及前庭神经功能检查。

①听力学检查：典型的纯音测试听表现为感音神经性听力下降，通常高频下降最明显，可分为缓慢下降型和陡降型。言语测试的典型表现为与纯音听阈不成比例的言语分辨率的下降，即当纯音听阈仅有轻度下降时言语分辨率即可有较明显的下降。听性脑干反应（ABR）检查是目前检测听神经瘤最敏感的听力学检查方法。患者波 V 潜伏期常明显延长，双耳波 V 潜伏期差超过 0.4 ms。

②听神经瘤多起源于听神经的前庭部分，早期采用冷热水试验几乎都能发现病侧前庭神经功能损害现象。这是诊断听神经瘤的常用方法。但由于从前庭核发出的纤维经脑桥交叉至对侧时位于较浅部，容易受大型桥脑小脑角肿瘤的压迫，健侧的前庭功能也有 10% 左右患者可以受损。

2. 治疗

（1）外科手术治疗：听神经瘤首选手术治疗，可以完全切除、彻底治愈。如果手术残留，可以考虑辅助伽马刀（γ刀）治疗。

（2）立体定向放射治疗：近年来，随着显微神经外科及术中神经电生理监测技术的发展，听神经瘤的手术切除率和面神经保留率有了很大的提高，但仍不能忽视手术给患者带来的创伤和术后各种并发症。随着 CT 和 MRI 等影像学技术的发展，使得听神经瘤的定位、定性诊断更加准确，为立体定向放射神经外科在治疗听神经瘤方面的应用提供了保障，使其逐渐成为继显微神经外科手术之外的另一种治疗方法。目前立体定向放射治疗主要的治疗设备有 X 刀、γ刀、质子刀等。X 刀费用较低、应用方便，但存在机械损耗至定位靶点偏移的缺点；γ刀定位准确无机械损耗至靶点偏移，但存在着设备费用昂贵、前期准备较长等缺点，因此在选择治疗方案时需根据患者病情及医院自身情况作出个性化选择。目前在立体定向放射治疗听神经瘤的临床研究中，长期随访的肿瘤生长控制率可达 90%，前庭神经保存率为 38%～71%，面神经保存率Ⅰ～Ⅱ级

(按 house-brack-man 分级)为 90%~100%。肿瘤控制率高，并发症少，在保留听力、减少面神经损伤方面具有一定优势。然而，立体定向放疗也存在其不容忽视的缺点，如大型肿瘤的放疗效果不确切。因此需严格掌握放疗的指征。

【预防及健康指导】

（1）未行手术治疗的患者应定期复查头部 MRI，密切观察肿瘤有无增大，定期复查听力及前庭功能。

（2）已行手术治疗的患者应定期复查肿瘤有无复发，保证充足的营养，积极锻炼，快速康复。

五、听见声音但分辨不出说什么——少见的听神经病

【临床案例】

近日，小王因为反应迟钝、言语交流困难求诊耳鼻咽喉科。经询问病史，医生了解到，原来小王自幼就有双耳听不清说话的症状，并逐年加重，目前开始出现言语交流困难。经医生仔细检查后诊断为：听神经病。

【疾病知识】

听神经病是一种由内毛细胞、突触、螺旋神经节细胞和听神经功能不良导致的听觉信息处理障碍疾病。患者主要表现为可以听到声音，但无法理解语义。听神经病占儿童永久性听力损失的 10%，占重度或极重度感觉神经性耳聋患者的 8%~40%。

1.病因

听神经病病因复杂，研究表明 48% 为特发性，10% 可能与中毒、代谢、免

疫和感染因素(如耳毒性药物、缺氧、高胆红素血症、脱髓鞘和病毒感染)有关，约42%与遗传有关，如常染色体隐性遗传基因OTOF、PJVK，常染色体显性遗传基因OPA1、X染色体隐性遗传基因AIMF1多种基因与听神经病的相关性反映了听神经病分子机制的复杂性。

2. 临床表现

(1)听神经病患者临床表现具有多样性，约92.5%的听神经病患者表现为双侧。

(2)婴幼儿患者一般表现为中重度听觉丧失，仅个别患者存在低频残余听力，言语发育障碍。

(3)成人患者多表现为成年后低频听力下降，伴有言语识别能力的明显下降，特别是噪声环境下的言语识别能力障碍。

(4)部分成人患者伴有轻中度耳鸣，感冒、疲劳及环境噪声等因素会使患者耳鸣。纯音听阈可表现为轻、中、重度不等的听力下降。言语识别率与听力下降的程度无明显相关性。

【诊断与治疗】

1. 诊断

主要依据高分辨CT确诊。在颞骨轴位CT深测量前庭导水管直径，前庭水管中点最大径>1.5 mm时应考虑本病，结合临床表现可作出诊断。

2. 治疗

(1)人工耳蜗植入术：近30年来，人工耳蜗(cochlear implant, CI)植入术已经成为重度至极重度感音神经性听觉障碍患者的首选治疗。多数AN的听觉通路结构正常，所以多数听神经病行人工耳蜗植入术效果良好。

(2)助听器：佩戴助听器也是听神经病的听觉补偿方法之一。

(3)光生物调节：光生物调节(photobiomodulation, PBM)治疗是一种促进神经生长或诱导轴突再生的新方法。有学者尝试用光生物学治疗听神经病。

【预防及健康指导】

（1）对患有听神经病的患儿早期筛查、早期干预和语言刺激训练，以防语言发育迟缓。

（2）进行言语康复训练。听神经病儿童在听力的表现上个体差异很大，因此针对这类儿童要有自己的个性化干预方式。需要经常进行听力学评估，及时调整干预效果，家长在家里也要积极地观察孩子的听力和语言发展情况，及时和听力师反馈调整，并为孩子提供良好的聆听环境。

（3）加强心理支持，选择社会援助，积极面对。

 六、耳朵里恼人的"轰鸣音"，长时间戴耳机听音乐惹的祸——噪声性耳聋

【临床案例】

近日，小杨因双耳耳鸣求诊耳鼻咽喉科。经询问病史，医生了解到，原来小杨特别喜欢戴耳机听音乐，睡觉时也是戴着耳机听着音乐入眠。近一年开始出现双耳耳鸣并伴有听力下降，耳鸣声音很大，已经影响睡眠。医生告知小杨他之所以会出现双耳耳鸣、听力下降是由于患上了噪声性耳聋，而造成他噪声性耳聋的根本原因就是长时间佩戴耳机高分贝音量听音乐。

【疾病知识】

影响人们工作学习休息的声音都称为噪声。对噪声的感受因个人的感觉、习惯等而有所不同，因此噪声有时也是一个主观的感受。噪声的强度以分贝（dB）表示，如果长期接触 90 dB 以上的噪声，造成听力不断下降，最终发展为永久性听力损伤形成噪声性耳聋。

1. 病因

在我国，有关标准规定，住宅区噪声，白天不能超过 50 dB，夜间应低于 45 dB。当噪声超过 85~90 dB 强度时，即对耳蜗造成损害，至于损害程度，与下列因素有关：

（1）噪声强度：噪声性耳聋的发病频率随噪声强度的增加而增加。

（2）噪声频谱特性：在强度相同的条件下，低频噪声对听力损害比高频重，窄频带噪声或纯音对听力的损害比宽频带噪声大。

（3）噪声类型：脉冲噪声比稳态噪声危害大。

（4）接触时间和方式：持续接触比间歇接触损伤大；接触噪声期限越长听力损伤越重；距离噪声源越近，听力越易受损。

（5）个体易感性：年高体弱者、曾经患过感音性神经性耳聋者易受噪声损伤。而患中耳疾病者的影响如何尚有分歧意见，有认为鼓膜穿孔听骨链中断者，噪声损害相对较小。

2. 临床表现

噪声性耳聋的主要表现是进行性听力减退及耳鸣。对于噪声性耳聋的早期症状，它们在听力方面没有多大的影响，只有借助于听力计才有可能检查出来，如果噪声性耳聋的症状严重了，患者有可能感觉听力障碍，更甚者还有可能会全聋。其实耳聋和耳鸣是同时出现的，但也可以单独发生，这就是人们所谓的耳鸣，导致患者日夜不得安宁。长期暴露于强噪声环境，还可引起大脑皮层、交感神经系统、心脏、内分泌及消化系统等组织器官的功能紊乱。另外，出现以下几种情况也说明你有可能患有噪声性耳聋：

（1）在面对面交谈时，经常感觉听不清楚，要求对方重复。

（2）接打电话时总感到环境太嘈杂，话筒声音小，而不得不要求对方提高音量。

（3）看电视、听收音、开会时，别人感觉正常的音量自己老感觉听起来吃力。

（4）本来不是大嗓门，却老是不自觉地加大说话的音量。

【诊断与治疗】

1. 诊断

有明确的噪声暴露史，主诉双侧耳鸣与进行性耳聋而无其他致病因素。纯音听力图的特定图形等听力学检查结果可以诊断。

2. 治疗

目前仍未有真正有效的治疗方法，治疗原则与其他感觉神经性耳聋相同，包括血管扩张药、ATP、维生素 B_1 等药物，治疗期间应脱离噪声环境。晚期患者可根据听力下降的程度选择佩戴助听器、人工耳蜗植入术。

【预防及健康指导】

噪声性耳聋一般是由噪声引起的，那么预防措施也就显得尤为重要了。

(1)噪声厂房应监测噪声强度，定期检查工人听力。已有耳聋者，不要在噪声环境中工作。应制定噪声防护标准，英美等国定为 85～100 dB，我国定为 85～90 dB。凡厂矿噪声超过此限者，应改造厂房，采用隔离和消声设备；改造机器，减少噪声；个人佩戴防护耳塞和头盔，或缩短暴露噪声时间等。一般防护耳塞能降低噪声 40 dB 以上。

(2)在日常生活中，应该尽量远离噪声源头，让自己免于噪声的伤害。

(3)不要长时间佩戴耳机，每次连续使用不要超过 1 小时，且音量适中，遵循国际公认的"双 60"原则，即使用耳机的音量不要超过最大音量的 60%，连续使用的时间不要超过 60 分钟。

七、天旋地转、恶心、呕吐——可能是耳朵里长了"小石头"

【临床案例】

杨女士因反复眩晕一周求诊耳鼻咽喉科。经询问病史，医生了解到，杨女士每次睡觉起来的时候就感觉天旋地转似的头晕，还伴随着恶心、呕吐，严重影响了她的生活。医生根据病史结合检查结果诊断为：耳石症。

耳石症又叫良性阵发性位置性眩晕（benign paroxysmal positional vertigo, BPPV），是引起眩晕最常见的疾病之一，占前庭性眩晕患者的 20%~30%，男女比例为 1：（1.5~2），通常 40 岁以后高发，且发病率随年龄增长呈逐渐上升趋势。

【疾病知识】

人之所以能够正常活动，是因为在双侧的耳内有调节身体平衡的器官。其中重要的结构就是球囊、椭圆囊。因为在球囊、椭圆囊结构内有感受重心变化的碳酸钙盐结晶，形状像石头，故后者称为耳石，前者称为耳石器。当体位发生变化时则容易诱发耳石症，是一种以反复发作的短暂性眩晕和特征性眼球震颤为表现的外周性前庭疾病。

1. 病因

耳石症的发病原因可以是原发性的，也可以是继发性的，临床上以原发性多见。继发性的常见于头部外伤后、梅尼埃病、前庭神经炎、突发性耳聋或内耳手术后。

2.临床表现

患者在某个特定体位,如躺下、坐起、仰头取物,低头、转动头部或翻身时出现短暂眩晕。临床上根据发病机制 BPPV 分为管结石症和壶腹嵴顶结石症。其中管结石症是 BPPV 最常见的类型。

(1)管结石症的临床特点。

①当头位处于激发体位后,有 1~40 秒的潜伏期,之后才出现眩晕。

②眼震与眩晕的潜伏期相同。

③眩晕和眼震的强度波动,先重后轻,持续时间不超过 60 秒。

(2)壶腹嵴顶结石症的临床特点。

①当头位处于激发体位时立即出现眩晕。

②激发体位不改变,眩晕和眼震就持续存在。

【诊断与治疗】

1.诊断

诊断要点主要包括以下四点:

(1)反复发作性眩晕。

(2)眩晕常在体位变化时诱发。

(3)眩晕持续时间一般小于 1 分钟。

(4)同时要注意排除其他眩晕疾病。

2.治疗

良性阵发性位置性眩晕的治疗包括手法复位、药物辅助治疗、前庭康复和手术治疗。

(1)手法复位:EPLEY 耳石复位法、Barbecue 翻滚耳石复位法、后半规管良性阵发性位置性眩晕 Semont 摆动法治疗。

(2)药物治疗:常用的药物有前庭抑制药如地西泮、苯海拉明及甲磺酸倍他司汀等。对于极度敏感和焦虑患者,在手法复位前可以考虑使用地西泮。

(3)手术治疗:对于顽固性 BPPV 的极少数患者,可考虑半规管填塞术和单孔神经(后壶腹神经)切断术。

【预防及健康指导】

(1)良性阵发性位置眩晕发作期患者，容易出现呕吐等不适症状，还有患者要及时调整饮食习惯。应该优先选择清淡的食物，避免辛辣和油腻的食物。同时可以多吃一些营养丰富的食物。

(2)由于眩晕反复发作，部分患者在患病期间容易出现焦虑、烦躁等负面情绪，诱发眩晕等症状。所以保持情绪稳定是很有必要的。

(3)患者在患病期间也要注意保持血压，血糖和血脂稳定，这些都有利于缓解眩晕等症状，可以避免病情的复发。

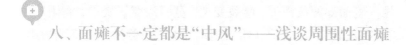

八、面瘫不一定都是"中风"——浅谈周围性面瘫

【临床案例】

近日，李女士早晨起来时发现右眼眼睑无法闭合，口角歪斜，因为担心"中风"求诊于神经内科。经询问病史，医生了解到，李女士夜间开着电风扇吹了一整夜，早晨便发现面部不对称，医生排除了头颅问题后，建议转诊耳鼻咽喉科。耳鼻咽喉科医生经详细检查后发现李女士患上的不是"中风"，而是周围性面神经麻痹。

【疾病知识】

周围性面神经麻痹又叫周围性面瘫，是指一侧或双侧面部表情肌瘫痪导致病侧不能皱眉、蹙额、闭目、露齿、鼓颊的一种疾病。本病发病急骤，以一侧面部发病为多，无明显季节性，多见于冬季和夏季，任何年龄段可见，但好发于

20~40岁青壮年,且性别差异不大。

1.病因

周围性面瘫病因众多,其中受寒、病毒感染(如带状疱疹、单纯疱疹、流行性腮腺炎、巨细胞病毒等)和自主神经功能不稳等均可引起。

2.临床表现

(1)急性起病,数小时或1~3天症状达到高峰,病初可伴耳后乳突区、耳内或下颌角疼痛。

(2)一侧面部表情肌瘫痪为突出表现,口角歪斜,流涎,讲话漏风,鼓腮和吹口哨漏气,食物滞留于病侧齿颊之间。

(3)可伴有味觉丧失,唾液减少,听觉过敏,患侧乳突部疼痛,耳郭和外耳道感觉减退,外耳道或鼓膜疱疹。

(4)查体可见一侧面部额纹消失,睑裂变大,鼻唇沟变浅变平,病侧口角低垂,示齿时口角歪向健侧,做鼓腮和吹口哨动作时,患侧漏气。不能抬额、皱眉,眼睑闭合无力或闭合不全。闭目时眼球向上外方转动,显露白色巩膜,称Bell征。

【诊断与治疗】

1.诊断

根据临床表现,神经电生理检测对面神经病变预后的判断有意义,包括兴奋阈值测定、复合肌肉动作电位波幅测定及面神经传导速度测定。影像学检查,为排除桥小脑角肿瘤、颅底占位病变、脑桥的血管病等后颅窝病变,部分患者需做头部MRI或CT检查。

2.治疗

(1)急性期治疗:原则是减轻面神经炎症水肿、改善局部血液循环与防治并发症。可用肾上腺皮质激素治疗,补充B族维生素,抗病毒治疗。在茎乳孔附近行超短波热透、红外线照射或局部热敷治疗,有利于改善局部血液循环、消除神经水肿。

（2）恢复期治疗：病后第 3 周至 2 年内以促使神经功能恢复为主要原则，可继续给予 B 族维生素治疗，同时采用针灸、碘离子透入疗法等治疗。面肌活动恢复时应尽早做功能训练，可对着镜子皱眉、举额、闭眼、露齿、鼓腮和吹口哨等，每日数次，每日数分钟，辅以面部肌肉按摩。

（3）后遗症期治疗：少数患者在发病 2 年后仍留有不同程度后遗症，严重者可试用面-副神经、面-舌下神经或面-膈神经吻合术，但疗效不确定。

（4）预防眼部并发症：因不能闭眼、瞬目，角膜长期暴露易发生感染，因此我们要注意保护角膜、结膜。

【预防及健康指导】

（1）多注意休息，避免风湿寒凉，尤其要注意面部的保暖，避免凉风直接吹向面部，外出应佩戴干净柔软的口罩，洗脸时可以使用温水和干净毛巾轻轻擦拭。

（2）每天可以用热水浸透毛巾后在僵硬的面部做热湿敷，也可以用红外理疗灯照射面部，要做好眼部的防护工作，照射之后轻轻按摩面部，促进循环，加快面部麻痹肌肉的康复。

（3）睡觉的时候不要靠近开放的窗边，会使面部受到冷空气刺激。由于面部神经的麻痹，有些患者眼睑无法闭合，角膜无法得到保护和滋润，此时可以滴一些人工泪液、玻璃酸钠类的滴眼液来清洁滋养，也可以擦涂一些眼药膏来防止感染。睡觉时戴眼罩，外出佩戴墨镜或者防风护目镜，也可以用丝巾来包裹头部。

（4）面瘫后患者吞咽、咀嚼食物较困难，家属要鼓励少食多餐，摄入足够的营养，以稀饭、米糊、面汤等柔软温热的流食和半流食为主，忌食辛辣刺激性食物。饭后要及时漱口，清除唇齿间的食物残渣，保持口腔清洁卫生。可以每天对照着镜子做一些简单的面部表情，有助于锻炼表情肌肉，防止面部肌肉因麻痹而萎缩，影响面部形态。

（5）面瘫一般发病比较突然，患者一般心理上很难接受，忧虑较多，容易寡言忧郁，要对患者有耐心，多交流、安慰，让患者有一个好心情。

第四章 耳及侧颅底肿瘤

一、病史较长的慢性化脓性中耳炎——警惕中耳癌

【临床案例】

近日，刘大爷因反复右耳流血一个月求诊于耳鼻咽喉科。经询问病史，医生了解到，原来刘大爷有较长的慢性化脓性中耳炎病史，右耳流脓 30 余年，每次口服抗生素后好转，所以未予以重视，近一个月又出现流血，且服用抗生素无效。经医生仔细检查后发现，刘大爷患上了中耳癌。

【疾病知识】

中耳癌是发生在中耳和乳突区的少见恶性肿瘤。多数患者有慢性化脓性中耳炎病史，好发年龄为 40～60 岁。统计发现中耳癌有长期慢性中耳炎史者占 80%～85%，因此，其发生可能与长期的炎症刺激相关。病理上以鳞状细胞癌最常见，基底细胞癌和腺癌在中耳很少见。中耳癌多为原发，亦可继发于外耳道、耳郭或鼻咽癌。

1. 病因

约 80% 的中耳癌患者有慢性化脓性中耳炎病史，故认为其发生可能与炎症有关。中耳炎症反复刺激引起鼓室黏膜上皮血液循环及营养发生障碍，使鼓室黏膜上皮转变成复层鳞状上皮，此外，Kenyon 等(1985)报道，部分中耳鳞癌组织切片中有胆脂瘤结构，提示该癌肿可能有 60%~90% 起源于胆脂瘤上皮。中耳乳头状瘤亦可发生癌变。

2. 临床表现

(1)出血：最早的症状为耳道出血或有血性分泌物，这也是中耳癌的一个重要信号。晚期癌肿侵袭骨质，破坏血管，可发生致命性大出血。

(2)耳痛：早期仅有耳内发胀感，然后出现疼痛，晚期疼痛剧烈，疼痛的特点是持续性耳道深部刺痛或跳痛，并向患侧颞额部、面部、耳后、枕部和颈侧部放射，在夜间和侧卧时加重。

(3)听力减退、耳聋：多数患者因原有中耳炎所致的耳聋，故不引起重视。早期为传导性耳聋，晚期迷路受侵犯后为混合性聋，多伴耳鸣。

(4)张口困难：早期可因炎症，疼痛而反射性引起下颌关节僵直，晚期则多为癌肿侵犯下颌关节、翼肌、三叉神经所致。

(5)神经症状：癌细胞侵犯面神经可引起同侧面神经瘫痪，侵犯迷路则引起迷路炎及感音神经性耳聋，晚期可侵犯第Ⅳ、Ⅴ、Ⅹ、Ⅺ、Ⅻ颅神经，引起相应症状，并可向颅内转移。

(6)颈淋巴结肿大：颈淋巴结转移可发生于患侧或双侧。

(7)晚期内脏或骨骼也可能会发现转移性病灶。

【诊断与治疗】

1. 诊断

中耳癌确诊靠活检病理诊断。诊断应当包括肿瘤所侵犯的范围，有无颅底和颅内结构的侵犯和破坏，有无腮腺和面神经侵犯，如有颈部淋巴结肿大，应当进行针吸细胞学检查。颞骨和颅底的 X 线或 CT 检查有助于确定原发部位与破坏范围。排除鼻咽癌，查找腮腺区和颈上深处有无转移淋巴结。凡遇下列情况要高度怀疑为中耳癌变。

(1)外耳道深部或鼓室内有肉芽或息肉样新生物，切除后迅速复发或触之易出血。

(2)慢性化脓性中耳炎耳流脓转变为流脓血性或血性分泌物。

(3)耳深部持续疼痛与慢性化脓性中耳炎耳部体征检查不相称。

(4)乳突根治术术腔长期不愈并有顽固性肉芽生长。

(5)慢性化脓性中耳炎症状突然加重或发生面瘫。

2. 治疗

经病理确诊者，应争取尽早手术切除并辅以放、化疗。对每一病例的具体治疗方案的选择，应依据病变范围、患者状况和医疗条件进行综合考虑。对早期患者多采用先手术，后放、化疗；晚期患者则采用放、化疗等综合治疗。

(1)手术治疗。

①临床上常用的术式有：扩大的乳突根治术、颞骨次全切术、颞骨全切术，必要者可行扩大的颞骨切除术。术后给予大剂量抗生素预防感染，静脉注射甘露醇、速尿及地塞米松等预防脑水肿。

②常见的手术并发症：术后感染、出血、脑脊液漏、脑膜炎、多个颅神经麻痹(面神经、听神经、迷走神经、副神经、舌下神经)、血栓性侧窦静脉炎等。

(2)放射治疗：术后放疗比单纯放疗的治疗效果要好。主要因为中耳腔为感染灶，局部组织缺氧，放射线敏感度不理想，所以单纯的放疗效果欠佳，剂量再大也不易控制癌灶。

(3)化学疗法：单纯化疗效果目前不理想。化疗药物依据病理诊断进行选择，常用针对鳞癌的药物进行化疗方案制订。

【预防及健康指导】

(1)预防中耳炎以及对慢性化脓性中耳炎及时根治是防止发生中耳癌的有效措施。

(2)养成良好的生活习惯，不要用坚硬的物品掏耳朵，保持耳部清洁干燥。

(3)锻炼身体，提高机体抵抗力。

二、反复耳痛——警惕外耳道癌

【临床案例】

近日，张大妈因反复右耳痛一个月求诊于耳鼻咽喉科。经询问病史，医生了解到，原来张大妈非常喜欢掏耳朵，一个月前掏耳后，出现右耳出血、右耳痛，自行服用抗生素无效。经医生详细检查后发现，引起张大妈耳痛、出血的原因竟是外耳道癌。

【疾病知识】

外耳道癌是一种少见的恶性肿瘤，约占头颈部肿瘤的 0.2%，总体发病率约为 1/100 万人，多见于 40~60 岁的成人。外耳道癌病理类型以鳞状细胞癌最常见，约占外耳道恶性肿瘤的 80%，中高分化为主，其次是腺样囊性癌，外耳道癌的其他病理类型发病率低。

1.病因

外耳道癌病因尚不明确。可能与长期阳光照射、从事放射职业以及反复的慢性化脓性中耳炎、外耳道反复感染破溃有一定的关系。

2.临床表现

（1）耳漏：耳朵分泌物稀薄如水或有臭味。

（2）出血：早期耳道分泌物带血，晚期破坏性大出血。

（3）耳痛：早期疼痛不明显，随着病情的加重出现持续性耳朵深部刺痛或者跳痛。

（4）听力下降、耳鸣、耳闷。

【诊断与治疗】

1.诊断

外耳道癌诊断的金标准是病理活检，CT 对骨组织的破坏显示清晰，而 MRI 能显示软组织受侵蚀的范围，故对于高度怀疑病例需进行病理活检，同时借鉴颞骨高分辨率 CT、MRI 了解肿瘤部位和范围，确定活检部位并提高活检阳性率。

2.治疗

以手术为主，手术尽可能取得安全切缘。早期患者应行颞骨侧切除+腮腺浅叶切除，晚期患者在手术切除的基础上需要辅助放化疗以期获得较好的预后。

【预防及健康指导】

（1）外耳道癌虽然少见，但一旦发生就会威胁到我们的生命安全，有意识地了解和认识它，有助于我们早期就医，早期诊断，早期治疗。

（2）应戒除挖耳的不良习惯。挖耳不当易损伤皮肤引起感染，而且经常刺激皮肤导致耳道经常出血，甚至影响听力。

（3）定期随访有助于医生对术后患者癌症情况的了解，能尽早发现癌症是否复发或转移，并及时进行处理。

（4）加强心理支持，对于癌症患者，应尽量缓解其焦虑的情绪，加强心理沟通。

三、搏动性耳鸣——原来是颈静脉上面长了"肉肉"

【临床案例】

近日，小杨因右耳耳鸣求诊于耳鼻咽喉科。经询问病史，医生了解到，小杨右耳耳鸣 1 年余，耳鸣为搏动性，与脉搏相似，偶有外耳道流血，未予重视，之后右侧耳鸣加重。经医生详细检查发现，小杨之所以会出现搏动性耳鸣竟是因为颈静脉上面长了个"肉肉"，医生解释说这个长在静脉上的"肉肉"叫颈静脉球瘤。

【疾病知识】

颈静脉球瘤是指起源于颈静脉球体外膜，以及沿迷走神经耳支和舌咽神经鼓室支等部位分布的副神经节肿瘤。按肿瘤生长的部位，通常将发生于颅底颈静脉孔及其附近者称为颈静脉球体瘤，发生于中耳鼓室者称为鼓室球瘤。

1. 病因

目前病因不明，有学者认为与后天基因突变有关，多为散发，有家族发病倾向。也有学者认为可能是由不同部位的颈静脉体样组织演变而成，即多源性发生，而非真正的肿瘤转移。

2. 临床表现

(1)早期局限于鼓室者可有与脉搏一致的搏动性耳鸣、进行性耳聋和耳内胀满感，压迫同侧颈部血管可使耳鸣短暂减弱或消失，多有头晕等症状，随后可有外耳道反复出血、耳鸣、进行性耳聋等症状出现。

（2）后期有耳部疼痛、面瘫、面部麻木、复视等症状。肿瘤位于颈静脉孔附近，可出现后组脑神经损害症状，如声音嘶哑、饮水呛咳、患侧软腭麻痹、咽反射消失等。肿瘤累及中颅窝和后颅窝时，部分患者可有颞叶、小脑和脑干受损症状，可出现共济失调和走路不稳。

（3）晚期肿瘤侵入颅内广泛，则出现颅内压增高症状，甚至脑疝而死亡。

（4）部分肿瘤具有神经内分泌功能，可出现心动过速，血压升高，头疼、多汗、心悸、代谢紊乱等表现。

【诊断与治疗】

1.诊断

根据患者搏动性耳鸣、进行性耳聋及后组脑神经损害为主的症状体征，结合耳镜检查及头颅 X 线和头颅 CT 检查所示颈静脉孔区骨质破坏和占位征象，可考虑颈静脉孔区病灶，若 MRI 见"胡椒盐"征、脑血管造影见动脉早期异常染色，有助于本病诊断。

2.治疗

颈静脉球瘤的治疗包括放射疗法、栓塞治疗和手术切除。三种治疗方法可单独应用，也可综合治疗。

（1）颈静脉球瘤的首选治疗为手术切除。为了防止功能性颈静脉球瘤术中产生高血压危象的危险，术前应检查患者心血管系统功能，测 24 小时尿中香茶扁桃酸（VAM）、血中三甲基肾上腺素、儿茶酚胺和 5-羟色胺的浓度，测定前 3 天应停服有关儿茶酚胺类药物。血压控制平稳后方可手术。肿瘤较大者应在术前 1~3 天行血管造影，同时行肿瘤栓塞，以减少术中出血、缩短手术时间，减少术后并发症。

（2）放射治疗对肿瘤细胞并无杀伤力，只能促使神经血管纤维化，引起瘤内血管血栓形成和血管闭塞，且放疗后手术并发症明显增加，故只作为手术的辅助治疗，或作为无法耐受手术患者的首选治疗。

【预防及健康指导】

(1)出现搏动性耳鸣、进行性听力下降及后组脑神经损害为主的症状体征时,应及早前往正规医疗机构检查并接受治疗。

(2)养成良好的生活习惯,不熬夜酗酒,学会释放压力,注意劳逸结合。

咽喉部疾病篇

第一章　急慢性咽喉部炎症性疾病

一、突发剧烈的咽痛，呼吸困难——莫小觑急性会厌炎

【临床案例】

"医生，救命啊，这里有人呼吸困难了！"随着一声惊呼，医务人员马上开始了紧急救治，经过紧急处理患者终于脱离了危险。这个患者前几分钟还只是有点咽痛，转眼间就呼吸困难需要紧急抢救，究竟是什么病竟然如此凶险？

【疾病知识】

作为耳鼻咽喉科常见的急症之一的急性会厌炎，由于它起病急、进展快，当出现咽喉疼痛时，一定要引起重视，及时就医，如若不及时处理一旦出现呼吸困难，很容易因喉梗阻导致窒息而死！有的患者由于不了解急性会厌炎的病情严重性，没有及时就医，往往在家里或者在去医院的路上就发生了窒息，从而酿成了人间惨剧。

为了弄清楚什么是急性会厌炎，我们先来看下什么是会厌？

会厌位于喉的上部,呈叶片状,当我们呼吸时,会厌抬起,气流顺利进入气道,让我们呼吸顺畅;当我们吞咽时,会厌关闭,食物顺利进入食道,避免食物进入气道引起呛咳。会厌作为如此重要的咽喉关卡要塞,能让食物和气流各行其道,维持身体正常生理活动。但是会厌一旦发生感染出现不同程度水肿时,则会堵塞气道口,严重者会出现呼吸困难、窒息,危及生命安全。

1.病因

(1)感染:是急性会厌炎最常见的病因,致病菌有乙型流感杆菌、链球菌、葡萄球菌等,也可与病毒混合感染。

(2)变态反应:当某种变应原发生反应时,会引起会厌变态反应性炎症,导致会厌及周围黏膜高度肿胀,因此发生喉阻塞的机会要远高于感染所引起的急性会厌炎,故应十分重视。

(3)其他:

①热损伤,如烫食、高温蒸汽等。

②化学损伤,如刺激性有害气体、刺激性食物等。

③放射线损伤。

④机械损伤,如喉异物外伤、器械创伤等。

2.临床表现

(1)突然发生剧烈的咽喉疼痛。

(2)吞咽梗阻感或者疼痛。

(3)说话含糊不清,但没有声音嘶哑。

(4)呼吸困难。

(5)此外全身还可能出现畏寒发热,体温多在 38～39℃,精神萎靡,面色苍白。

【诊断与治疗】

1.诊断

(1)喉镜检查可见充血、肿胀的会厌,严重时会厌呈球状。

(2)临床上常见的以咽喉痛为主要症状的疾病主要包括急性扁桃体炎，急性咽喉炎，急性会厌炎、喉外伤等，因此临床上要注意鉴别诊断。

2.治疗

(1)急性会厌炎的治疗主要以控制感染，减轻水肿，保持呼吸道通畅为主，采用足量抗生素、大量糖皮质激素等对症治疗。

(2)如果是由过敏反应引起则脱离过敏原，同时抗过敏治疗。

(3)当出现呼吸困难、甚至有明显三凹征时，立即予以气管切开，来保持呼吸道的通畅，吸氧，提高血氧含量。

(4)痰液较多无力咳出时予以吸痰。

(5)当会厌出现脓肿时，及时切开排脓，控制感染。

【预防及健康指导】

(1)我们在日常生活中要警惕急性会厌炎的发生，避免上呼吸道感染尤其会厌邻近器官的急性炎症，及时治疗，防止感染蔓延。

(2)注意保持口腔卫生，远离过敏原，锻炼身体，提高身体免疫力。

(3)合理饮食，以清淡温凉流质食物为主，多饮水，注意休息。

(4)急性会厌炎及时治疗即可痊愈，但由于它发展迅速，极为凶险，几分钟之内即可致命，应及时预防，高度警惕，切莫大意。

二、不健康的生活方式酿"苦果"——迁延不愈的慢性咽炎

【临床案例】

小高，男，32岁。咽喉不适，有异物感、灼热感3年余，平时工作繁忙，应酬多，经常吸烟喝酒，最近自感不适，症状加重，伴咳嗽，无痰，遂去医院就

诊，经喉镜检查发现咽部黏膜充血，黏膜下结缔组织及淋巴组织增生，诊断为慢性咽喉炎。医生追问病史发现，小高有经常吃夜宵的习惯，喜欢吃一些烧烤类、刺激性食物，医生告诉小高，他这种生活习惯是引起咽炎的主要原因，长期炎性分泌物反复刺激咽部可导致咽炎，尽管目前可用药物改善症状，但改善不良的生活习惯更是关键。

【疾病知识】

慢性咽炎为咽部黏膜、黏膜下及其淋巴组织的慢性炎症。本病极为常见，多见于成年人。病程长，症状易反复发作。

1.病因

(1)急性咽炎反复发作转为慢性，此为主要原因。

(2)上呼吸道慢性炎症刺激，长时间的张口呼吸及炎性分泌物反复刺激咽部。

(3)其他系统慢性疾病如贫血、消化不良、慢性支气管炎等。

(4)长时间受到不良刺激如粉尘、有害气体、辛辣食物以及烟酒过度刺激等。

(5)长期用嗓过度，如教师和歌手等。

2.临床表现

(1)咽部异物感：常有异物黏附、堵塞咽部的异常感觉，以空咽唾液时明显。

(2)声嘶：嗓子不适，说话音量小，声音沙哑。

(3)咳嗽：常有少量黏稠分泌物附着于咽后壁，晨起时出现频繁的刺激性咳嗽，无痰或者仅有颗粒状藕粉样分泌物咳出。

(4)喉咙干燥灼热感。

(5)疼痛感：咽喉轻微疼痛，检查可见咽喉红肿充血。

【诊断与治疗】

1.诊断

该病诊断不难，可根据患者所述病史及咽部的查体进行诊断。但应注意排除鼻、咽、喉、气管、食管、颈部乃至全身的隐匿性病变，特别要警惕早期恶性肿瘤。

（1）口咽检查：检查患者口咽部黏膜是否充血等异常。

（2）内镜检查：主要有鼻咽内镜检查和喉咽检查。注意观察鼻咽部、喉咽部情况，排除有无病变。

（3）常规喉及颈侧位 X 线、CT 和 MRI 检查：可以观察咽部侧壁和后壁深部结构病变，排除鼻咽镜及喉镜不能发现的病变部位。

2.治疗

（1）病因治疗：治疗周围邻近气管疾病如扁桃体炎、鼻炎等；戒除烟、酒；改善工作和生活环境，避免粉尘及有害气体；治疗贫血、消化不良、下呼吸道慢性炎症等全身性疾病，增强自身机体抵抗力。

（2）药物治疗：雾化吸入激素类药物对症治疗；使用质子泵抑制药进行胃炎、胃食管反流的治疗。中医主张使用滋阴清热类药物，辨证治疗。

【预防及健康指导】

（1）注意口腔卫生，积极治疗鼻炎、口腔炎、扁桃体炎及支气管炎慢性炎症及全身性疾病治疗。

（2）改善生活习惯，增强体质，提高抵抗力，戒烟戒酒，避免刺激性食物。

（3）改善工作和生活环境，避免长时间接触粉尘及有害气体。

（4）有酗酒、吸烟史的人如出现咽部不适症状应尽早检查，以便早期发现，早治疗。

（5）对于慢性咽炎患者，应给予心理支持，使其消除烦躁、焦虑心理，建立信心，积极治疗。

三、咽异物感、声音嘶哑、慢性咳嗽，不要只看耳鼻咽喉科——警惕咽喉反流性疾病

【临床案例】

张大姐，女，42 岁。3 年前开始自觉咽喉异物感、频繁清嗓，慢性咳嗽，吞咽困难，偶然会出现声音嘶哑等，其间她就诊于多家医院，被诊断为慢性咽喉炎，服用多种药物，雾化治疗，但症状无明显好转，她担心自己是否得了喉部肿瘤，再次来到医院就诊。医生追问病史，患者既往有变应性鼻炎病史，平时爱吃夜宵，吃完就立马"葛优躺"。为明确有无咽喉的器质性病变，进行了喉镜检查，结果显示：双侧杓间区软骨黏膜红肿、增生，双侧声带充血水肿，未见新生物，活动可。结合患者症状及检查结果，患者存在咽喉反流，为进一步确诊，建议转消化内科门诊继续治疗。

【疾病知识】

咽喉反流性疾病是胃内容物反流至食管上括约肌以上部位，包括鼻咽、口咽、喉咽和喉等部位，引起一系列咽喉部症状和体征。可引起上呼吸道和消化道的形态学改变及一系列症状表现。

1. 病因

（1）胃十二指肠反流物通过刺激食管下段的化学感受器，经迷走神经反射间接引起咽喉部症状，包括咳嗽、清嗓、咽部分泌物增多。

（2）焦虑、抑郁等精神因素及睡眠障碍可加重机体对反流物刺激的敏感性。

（3）急性咽炎的反复发作容易造成呼吸形态发生改变，长期张口呼吸，随之而来则容易出现咽干等症状。

（4）食管上下括约肌松弛是导致咽喉反流的常见原因。

（5）胃及十二指肠内容物对咽喉黏膜上皮细胞直接损伤，胃食管反流长期刺激咽部导致咽部异物感、声音嘶哑及慢性咳嗽等症状。

2.临床表现

咽喉反流性疾病的症状和体征多种多样，缺乏特异性。

（1）咽喉症状：咽干、咽痛、咽部异物感、声音嘶哑、频繁清嗓、咳嗽、阵发性喉痉挛。

（2）鼻部症状：鼻塞、鼻涕倒流。

（3）耳部症状：耳闷、耳鸣、耳痛。盐酸和胃蛋白酶等反流物以气体或气液混合体等形式反流至鼻咽部，使咽鼓管通气和平衡中耳气压等功能障碍，从而出现耳闷、耳鸣、耳痛等症状。

（4）舌烧灼感、口臭、牙侵蚀等口腔症状。咽喉反流使上呼吸道和消化道黏膜损伤、口腔细菌微环境改变；使口腔唾液缓冲能力和唾液分泌速度下降以及口腔酸碱值的下降。

（5）无典型的反酸、烧心感。有的患者会出现胸骨后烧灼感，或胃内容物向咽部或口腔方向流动的感觉。

【诊断与治疗】

1.诊断

咽喉反流性疾病的诊断需要依靠患者症状和体征评分、PPI 试验性治疗的疗效及客观检查结果来判断。

（1）喉镜检查可见声带后联合区域黏膜增生、肥厚、声带弥漫性充血水肿，严重时可见声带肉芽肿、接触性溃疡及声门下狭窄等。

（2）PPI 试验性治疗是咽喉反流性疾病简便、有效的诊断方法。在临床上高度怀疑胃食管反流时可通过服用质子泵抑制剂类药物，如能产生好的疗效，也从侧面反映了诊断的正确性。对于既往有胃溃疡及胃病史患者，不仅需要就诊于耳鼻咽喉科，同样也需就诊消化内科进行治疗。

（3）24 小时 MII-pH 监测技术可提供反流的客观证据（食团运动方向、反流物性质和 pH），是目前诊断咽喉反流的"金标准"。但是此技术属于侵入性操作且价格昂贵，不是所有患者都能接受。该诊断也可存在假阴性或假阳性，目前认为假阴性和假阳性的原因主要是反流事件的次数和特征每天都可能不同，如果咽喉反流性疾病患者在 24 小时 MII-pH 监测当天恰巧无咽喉反流事件则出现假阴性结果，反之也可能出现假阳性结果。

2. 治疗

治疗原则：保持健康的生活方式，改正不良饮食习惯，避免刺激性食物，戒烟；抑酸治疗，包括 H$_2$ 受体拮抗药，质子泵抑制药等；保护胃黏膜，促进胃动力等药物治疗。

【预防及健康指导】

（1）合理饮食搭配，避免食用酸性食物，减少胃酸反流。同时，注意减少脂肪的摄入，尽量摄入以非饱和脂肪为主的食物。这是因为脂肪在胃内消化时间最长，能促进胃酸分泌引起的反流，而且可刺激胆汁分泌增多，加重反流。

（2）改善不良生活习惯，提高自我管理能力。避免刺激性食物，戒烟戒酒，烟酒能影响机体的抗酸作用，增加胃酸分泌，延长胃排空时间，降低黏膜抵抗力。

（3）遵医嘱正确抑酸治疗，首选药物为质子泵抑制药，通常是每天服用 2次，在饭前 30~60 分钟服用，治疗时间至少是 8 周。如症状消失，药物剂量可以逐渐减少至停药。如果治疗效果不佳，或停药后反复发作，引起危及生命的并发症，可考虑外科手术治疗。

（4）已确诊的患者要树立战胜疾病的信心，寻求正规的治疗。

四、咽喉里面长了小白点或小白斑，不要忽视，要及早就医——声带白斑

【临床案例】

老张，男，55 岁。从事个体经营，吸烟 20 余年，声音嘶哑 5 个月，生活、工作交流受到很大困扰。最近心理压力大，担心自己是不是得了喉部肿瘤，于是前往医院就诊。喉镜结果示两侧声带充血，白斑呈片状，较局限，未隆起于声带表面，考虑为声带白斑。医生告诉他，发病原因可能与其长期吸烟，以及职业因素、不正确用嗓、劳累导致免疫力下降等有关。建议先行保守治疗，要戒烟限酒，少吃刺激性食物，锻炼身体，增强体质。医生强调发现声带白斑后，不要担心害怕，但也不能置之不理。1 个月后一定要复查喉镜，若白斑仍存在，则需要行手术治疗进一步明确病变性质。

【疾病知识】

喉白斑又称声带白斑，主要表现为喉黏膜不易擦去的白色病灶，局部隆起或平坦，表面光滑或粗糙，边界往往较清晰。其病理表现各异，属于癌前病变的一种。

1. 病因

（1）多与黏膜的长期慢性刺激有关，其中包括年龄、吸烟、饮酒、咽喉反流、过度用嗓等。有研究报道指出，烟、酒的长期刺激是声带白斑发病的重要因素。

（2）环境污染如长期接触多环芳烃类化合物、工业灰尘、石棉或清漆等致癌物。

（3）免疫系统异常、某些维生素缺乏或微量元素摄入不足，激素失衡等。

2. 临床表现

（1）声嘶为首发症状，病程往往较长。白斑长在声带表面或边缘，导致声带黏膜增厚影响发音。

（2）咽部异物感：咽部长期受到炎症或分泌物的刺激，常表现为咽部不适、发音疲劳或慢性咳嗽，有时剧烈咳嗽可咳出白色角化物质。

【诊断与治疗】

1. 诊断

声带白斑是一个缓慢发展的疾病。若出现声嘶或长期咽部异物感，首次就诊时，通常会进行电子喉镜和影像学等检查来诊断。

（1）电子喉镜检查是观察喉部病变的基本检查，也是诊断声带白斑的必要检查。通过喉镜检查可见患者单侧或双侧声带黏膜增厚、充血、表面或边缘有白色斑块附着或隆起，重者呈疣状或颗粒状，如伴有糜烂或新生物应考虑癌变可能。

（2）动态喉镜观察患者声带黏膜波及振动特征，声带振动的幅度与周期。黏膜波缺失或声带振动减弱、不规则提示存在病变可能。

（3）嗓音的主观评估及客观声学测试可量化疾病对喉功能的影响，评估疾病发展程度，评价治疗效果。

（4）病变影响声带运动或高度怀疑恶变者，需进行 CT 及 MRI 检查。CT 能很好地显示肿瘤侵犯的程度及范围，了解颈淋巴结转移。MRI 通过三维成像，可立体地了解肿瘤侵犯的范围、部位及病变特征，为疾病诊断提供帮助。

（5）病理检查是明确声带白斑病理性质的唯一方法，不同病理类型的声带白斑治疗方式不同，因此病理诊断是决策治疗和评估预后的重要手段。根据世界卫生组织（WHO）分类法，将喉白斑病理诊断分为如下几个类型：

①单纯鳞状上皮细胞增生：细胞无异型改变。

②轻度异型增生：组织结构紊乱和细胞异型增生局限于上皮下 1/3 处。

③中度异型增生：组织结构紊乱和细胞异型增生局限于上皮中 1/3 处。

④重度异型增生：组织结构紊乱和细胞异型增生超过上皮 2/3 处。

⑤原位癌：全层或几乎全层细胞结构紊乱伴有明显的细胞异型增生。

2. 治疗

声带白斑的病理类型差异大，治疗策略是尽可能解除病因或对因治疗。

(1)保守治疗对于喉黏膜局部水肿、增厚、表面光滑平坦、病程较短的白斑，大多数属于良性增生或低级别异型增生；对于病理组织确诊为轻中度异型增生者，建议保守治疗 1~2 个月，包括积极治疗喉部炎症；胃酸反流抑酸治疗；避免刺激，不接触有害因素，严格戒烟戒酒，补充维生素 A，健康饮食等；同时可采用中医疗法，辨证选用化痰散结的中药饮片。

(2)手术治疗对于保守治疗无效或高度怀疑高级别异型增生或癌变者，切除病变的同时可完成病理学检查。

(3)嗓音健康宣教并进行嗓音训练。术后嗓音训练对嗓音质量的恢复也有促进作用。

【预防及健康指导】

(1)改善生活方式，健康规律饮食，是治疗声带白斑的基础也是关键因素。

(2)严格控制癌变的高危险因素如吸烟、饮酒、咽喉反流如出现咽喉部不适症状应尽早检查，以便早发现早治疗。

(3)积极锻炼身体，调整心理状态，远离不良环境，减少对喉咽部刺激及炎症发生；避免长时间、高强度、高音调用嗓。

(4)密切随访：高危患者随访间隔应与早期喉癌相似，第 1 年每 2~3 个月 1 次，第 2 年每 3~4 个月 1 次，第 3 年后每 4~6 个月 1 次；低危患者每 6 个月随访 1 次，至少随访 2 年，之后可在发音变化或其他可疑症状出现时就诊。

五、长期的咽部异物感，不一定是真的有"异物"，隐藏在咽深部的少见病——茎突过长症

【临床案例】

刘女士，54岁。反复咽痛、咽部异物感3年，吞咽时明显，有时讲话、扭头时加重，左侧较重，没有吞咽不适，无痰中带血等。由于这种不适症状严重影响生活质量，心情压抑，近年来，辗转本地多家医院，就诊于口腔科、神经科及耳鼻咽喉科，喉镜检查均未发现异常，多次按慢性咽炎来治疗，但药物治疗后，仍不见好转，遂来省城一家三甲医院就诊。医生在了解其病史后，告诉刘女士她可能患上了一种叫茎突过长的疾病。医生先为她做一个咽喉部的触诊，在行左侧扁桃体窝触诊时果然碰到一条索状物，且患者出现明显疼痛。CT检查提示茎突舌骨韧带有钙化，左侧茎突长5.3 cm，右侧3.4 cm。结合病史、症状及客观检查，医生告诉刘女士，确诊为茎突过长症，可以进行手术治疗，将过长的茎突截短。最后在完善术前检查后，刘女士接受了手术治疗，术后恢复良好，创面愈合后咽部异物感等症状消失。

【疾病知识】

茎突过长症又称茎突综合征。是因茎突过长（茎突长度超过30 mm）或其位置、形态异常、刺激邻近血管神经而引起的咽部异物感、咽痛或反射性耳痛、头颈部疼痛等症状的总称。该综合征大多数症状表现不典型以及非特异性，患者往往在牙科、耳鼻咽喉科、外科、神经科、疼痛科或精神科之间反复就诊但疗效欠佳。

茎突过长症主要由于茎突位于咽侧壁下，过长则使周围神经受压，局部黏膜紧张，神经末梢感受器刺激而产生咽部一系列症状。另外茎突舌骨的复合体穿过颈内动脉和颈外动脉之间，头部活动时机械压迫血管可造成头部缺血或者血管夹层发生。

1. 病因

茎突过长的原因可能为：

（1）茎突由第 2 鳃弓的 Reichert 软骨发育而来，在发育过程中如发生异常骨化，即可出现茎突过长。

（2）Reichert 软骨的另一部分发育成为茎突舌骨韧带，若有额外的骨化中心形成，致使该韧带部分骨化，必将出现茎突过长；若全部骨化，则即成为"茎突舌骨韧带骨化(或钙化)"，与舌骨小角呈骨性融合，其间或有假关节形成。

2. 临床表现

（1）咽部疼痛：起病缓慢，病程长短不一，扁桃体窝、舌根周围及舌根部，常表现为咽部不适感或胀痛、钝痛或刺痛，但也可为剧烈的撕裂痛或刀割痛。可放射到耳部或者颈部，有时在说话、吞咽、转头或夜间时加剧。

（2）咽部异物感或梗阻感：较为常见，一般为单侧。如刺感、紧绷感、牵扯感等。吞咽时更为明显，在说话、头部转动和夜间加剧。

（3）颈动脉压迫症状：茎突位置过度向内偏斜时，多压迫颈内动脉，疼痛或不适感向上放射至头顶部或眼部；而向外偏斜者，则容易压迫颈外动脉，疼痛或不适多开始于扁桃体窝处，放射至同侧面部。

（4）头痛：可因吞咽、头位变动、吹冷风后发作或加剧。

（5）耳痛：为耳内疼痛、也可为乳突部疼痛。

（6）其他：偶尔伴有耳鸣、流涎、失眠等症状。

【诊断与治疗】

1. 诊断

此类患者反复出现咽痛、咽部异物感等症状，但常常易被诊断为慢性咽炎。确诊还需根据症状、查体及影像学检查综合判断。

（1）触诊扁桃体区可扪及坚硬条索状或尖锐状骨性硬物。并可诱致咽痛或咽痛加重，多为单侧过长。临床上也有双侧过长的病例报道。

（2）X 线检查可显示过长的茎突(超过 3 cm)，或有偏斜、弯曲等情况，应注意比较两侧，结合病史综合分析。

（3）CT 检查并三维重建是诊断茎突过长的金标准。显示茎突过长，周围有钙化组织。

2.治疗

（1）以手术治疗为主，根据患者实际情况而定。茎突过长而无症状或症状较轻者可不手术，症状明显且迫切要求手术者可行之。多采用经口入路或经颈外入路手术切短茎突。

（2）药物治疗也是一种有效方法。在减轻疼痛和不适感方面具有疗效，但对于茎突过长症导致的临床症状反复发作，手术治疗是唯一方法。

【预防及健康指导】

（1）遵医嘱正确使用药物，并注意观察药物的不良反应。加强运动锻炼，均衡营养，保证充足睡眠，生活作息规律，提高机体自身抵抗力。

（2）对于手术治疗的患者，应告知其进食温凉的半流质，避免辛辣刺激性食物，注意口腔卫生；两周内忌吃硬食及粗糙食物。

（3）指导通过音乐、看电视等方式分散注意力，来减轻咽部疼痛不适感，也可采用冰敷法来减轻疼痛。

六、优秀教师的烦恼——声带小结

【临床案例】

36 岁的赵女士，是一名高中老师，由于平时讲课时间较长，一年来反反复复出现声音嘶哑，甚至失声，严重影响了教学工作，于是她去医院就诊，经纤维喉镜检查，诊断为声带小结。

【疾病知识】

我们能发出声音主要靠呼吸、发声、共鸣三大系统相辅相成，共同运作。而我们的发声器官主要是声带。声带的振动是声音的主要来源，声带振动产生的声音通过胸腔、鼻腔、口腔等腔体的共鸣作用，再经过口腔内软腭、舌、唇等合成和调节从而形成个性鲜明的嗓音。声带小结是由慢性炎症导致的良性增生，因好发于教师、歌唱者身上，因此又称歌者小结、教师小结。

1. 病因

（1）机械性损伤，因声带局部运动过度造成机械性损伤所引起的组织反应，如充血、水肿、结缔组织增生。

①不良的发声习惯和错误的发声方式是引起声带小结的主要原因。

②过度用嗓，强迫发声，大喊大叫，长时间大声说话，声带易疲劳充血。

很多人发声时不注意发声方式，肌肉过度紧张，容易诱发声带小结。一旦长了声带小结，声音的质量就会受到很大影响。

（2）内分泌因素：本病男童较女童多见，至青春期后，均有自行消失的趋向。成人病例中，女性发病率较高，男性则少见，50岁以上男性患者更为少见。故考虑某些病例的发病可能与内分泌的改变有关。

2. 临床表现

声带小结主要临床表现为声音嘶哑，早期为发声易疲劳和间歇性声嘶，每当发高音时出现声嘶。病情发展时声嘶加重，表现为持续性的声嘶。

【诊断与治疗】

1. 诊断

目前诊断声带小结的主要方式就是喉镜检查，典型的声带小结为双侧声带前中 1/3 交界处的对称性结节隆起。

（1）症状轻者检查见声带一般不充血，在前中 1/3 交界处的边缘见针尖样凸起，声门可有黏液丝附着。

(2)症状重者检查可见小结呈半粒米大小或更大，可伴轻微肿胀，明显妨碍声门闭合而有漏气现象。

2.治疗

(1)病因治疗：改变不良的发声习惯，正确用嗓；让声带得到充分的休息，必要时进行嗓音康复训练；与人交流时，注意音量、音调不要太高，说话轻柔，说话时间不宜过长。

(2)药物治疗：不可随意滥用药物，需在医生的指导下进行药物治疗。一般可采用普米克令舒进行雾化治疗。

(3)手术治疗：对于较大的声带小结，可先行休声缓解；用药或者嗓音训练效果不佳的患者，可采用手术切除。

【预防及健康指导】

(1)有些职业群体——教师、销售员、播音员等，他们由于工作的原因讲话较多，如果不注意发声方式，不注意声带的保养，则声带容易长小结，因此预防声带小结的关键在于养成良好的发声习惯及采用正确的发声方式。

(2)避免上呼吸道的炎症，如急性、慢性喉炎，支气管炎等，尤其避免在有上呼吸道炎症存在的基础上过度用嗓，降低发生声带小结的风险。

(3)防止反流性咽喉炎的发生，有学者认为胃内容物反流刺激喉部黏膜引起慢性炎症也是引起声带小结的原因之一，因此密切关注反流性咽喉炎，防止反流性咽喉炎的发生也是预防声带小结产生的一种有效措施。

(4)改变不良的生活习惯，避免长期的烟酒刺激，过度疲劳等易诱发声带小结的因素，养成良好的生活习惯，能有效预防声带小结的发生。

(5)进行嗓音康复操训练，减少肌肉紧张，加强身体锻炼，提高身体免疫力。如果职业需要长时间发声，应学会科学的发声方式，注意声带的保养。

(6)远离粉尘、汽车尾气、有害气体对咽喉部的刺激。

(7)月经期声带处于轻度充血、肿胀状态。因此要重视月经期的嗓音保健。

(8)保持良好的心态，情绪稳定。

第二章　咽喉部特殊类型疾病

一、声音嘶哑及咽痛——喉结核惹的祸

【临床案例】

声音哑、喉咙痛是生活中常见的小问题，有时多喝水、含润喉片，或许几天就痊愈了，然而就是这样看似寻常的症状，却很可能是一些并不常见疾病的信号。

小李两个月前开始嗓子不舒服，不仅会干涩发痒，而且说话时还会声音嘶哑，以为是咽喉炎所致，便去药店买了些药回家吃，然而服药后症状却并没有好转，这才去医院就诊。经检查诊断确定他患有肺结核合并喉结核。对此，他感到非常疑惑：自己没有肺结核的症状，结核又怎么会跑到喉咙里去呢？医生介绍，患者胸部 CT 显示有纤维硬结灶，说明患者既往感染过肺结核，当免疫力下降，可能会出现结核复发；喉结核是结核分枝杆菌感染喉部所致，部分症状与感冒初期及咽喉炎等疾病相似，因而容易被忽视。而喉结核也可能具有传染性，应做好消毒隔离，及时就医，早发现、早治疗，避免贻误病情。

【疾病知识】

结核病是由结核分枝杆菌感染引起的慢性传染病，可累及全身多个脏器，但以肺结核最多见，喉结核常继发于肺结核或胃肠结核。本病好发于20~30岁的青年男性，然而随着老年肺结核发病率的上升，喉结核的好发年龄也向中老年偏移。

1.病因

（1）喉结核可通过直接接触感染，或循血行或淋巴途径播散而来，其中以接触感染为主。

（2）痰中带菌的重症肺结核，其咳出的带菌痰液黏附于喉部黏膜或黏膜皱褶处，结核菌在此经微小创口或腺管开口侵入黏膜深处，并在该处繁殖而致病者，为接触感染。

（3）经血行或淋巴管播散而来的喉结核，其原发灶大多为泌尿系结核或骨结核。

2.临床表现

多以局部症状为主，如声音嘶哑，部分伴有咽痛、咽部不适，晚期可有呼吸及吞咽困难，而低热、盗汗、体重减轻、咯血等全身症状少见。多数患者因声音嘶哑就诊，但晚期可出现喉头水肿、声门狭窄等，可危及生命。

（1）声嘶：声嘶开始较轻，以后逐渐加重，晚期可完全失声。

（2）喉痛：喉痛明显，说话及吞咽时更为加重，软骨膜受累时疼痛尤剧。

（3）吸入性呼吸困难：喉部病变广泛者，可因肉芽或增生性病变组织以及黏膜水肿等引起喉阻塞，出现吸气性呼吸困难。

【诊断与治疗】

1.诊断

（1）通过电子喉镜可以直接观察喉部，明确喉部病变部位、大小、范围、病变类型等，通过频闪喉镜可观察黏膜波进一步辅助诊断。

（2）胸部 X 线、CT 检查可明确肺部受累情况，肺部病变情况，并进行相关分型分期。

（3）通过活体组织病理诊断明确病变类型，可以确诊相关疾病。

（4）血沉、PPD 试验、痰抗酸染色、痰分枝杆菌培养、血 T-SPOT 等，为结核分枝杆菌感染提供实验室、病原学诊断依据。

2. 治疗

喉结核患者应坚持早期、联合、适量、规律和全程的治疗原则，耐药患者应根据药敏结果制定治疗方案。需要注意的是，喉结核是结核病局部表现，有一定的传染性，需要尽早到结核病专科医院进行相关治疗，并做好相关隔离工作。

【预防及健康指导】

（1）喉结核治愈的时间通常也与患者的全身免疫力状态有关，所以在治疗的时候需要积极地配合，同时为了避免复发一定要保证好休息，避免熬夜，避免过度劳累，提高免疫力。

（2）肺结核的患者如出现声音嘶哑、咽痛等症状，应及时行喉镜检查，此外所有声音嘶哑超过 3 周者，即使无基础疾病，也建议就诊于耳鼻咽喉科行电子喉镜检查，以便早期发现，早治疗。

（3）对已确诊的患者要树立战胜疾病的信心，寻求正规的治疗。喉结核是可以被根治的，在临床上主要是进行规律的、早期的、全程的抗结核治疗，经过系统的用药在半年到一年左右，喉结核即可治愈。

（4）喉结核患者尽量少说话，使咽喉得到充分休息，多饮水。

（5）喉结核是慢性消耗性疾病，因喉结核而咽喉不适，影响进食，多数患者营养摄入不足，给予进食瘦肉粥、鱼肉粥、鸡蛋粥及面条、牛奶、新鲜果蔬、果汁等高蛋白、高热量、富含维生素且易消化的清淡饮食，戒烟酒，忌辛辣刺激性食物。

（6）消毒隔离：患者住单间，保持病房空气流通，每天至少通风 2 次，每次 30 分钟以上。每天消毒 1 次。日常生活用品、衣物被褥等专人专用，定期暴晒。不要随地吐痰,咳嗽、打喷嚏时用双层纸巾捂住口鼻,并将痰吐入有盖容器或用双层纸巾包裹消毒后废弃或焚烧,绝不要未经消毒处理便倒入水池、粪池或菜池里。洗漱用具专用,不要抱小儿,更不要亲婴幼儿,外出戴口罩,少去公共场所等。

(7)经过正规治疗进入社会后要注意劳逸结合,尽量避免重体力劳动与剧烈运动,预防受凉感冒。养成良好的生活习惯,并定期复查。

二、醉酒后呕吐,竟然吐出"小肠子"——食管黏膜剥脱症

【临床案例】

近日,李先生和朋友吃夜宵,猛灌了几瓶啤酒后,胃里翻江倒海,开始剧烈呕吐,随后头晕胸闷冒冷汗,"啊,救命啊,我把肠子吐出来啦!"李先生大呼。随后他被紧急送到医院治疗。

医生说,醉酒后剧烈地呕吐,引起腹腔内压力及胃、食管内压力急剧升高,造成食管黏膜撕裂脱出,严重者危及生命。

【疾病知识】

食管黏膜剥脱症是一个临床上比较少见的疾病,是各种原因导致食管上皮层和固有层之间出现机械性分离,两层之间的血管发生断裂形成血肿,如果此时出现剧烈呕吐,血肿会逐渐增大,严重者出现全食管上皮层与固有层的分离,随着食管下段括约肌的剧烈收缩,食管下段上皮层会发生断裂,断端逆行向上连续撕脱形成"食管管型",可随呕吐物和血液吐出口外,因其上端仍附着食管壁,会出现管状物悬垂表现。

1.病因

(1)本病的发生与进食过快、进食过热或者进食干硬、大块食物及鱼刺等

导致食管黏膜损伤有关,或者存在饮酒、饮食中呛咳、异物刺激、频繁呕吐等诱因,但不排除在某些病理状态的基础上(如肾病、妊娠、使用激素等)诱发。

(2)食管下段有炎性病变或食管黏膜表层与固有层结合较松弛者可能更易于发病。

(3)反复醉酒后催吐、大量饮酒后剧烈呕吐等不良饮食习惯是此病常见病因。

2.临床表现

(1)主要见于青壮年健康人群,少数慢性病患者也可能发生。

(2)多有先兆症状,如突发咽喉部不适或胸骨后疼痛,恶心、呕吐与呕血,出血多为少至中等量鲜血,很少引起休克。

(3)以呕出"食管管型"为典型症状,呈管状黏膜或片状膜状物,常在诱因发生后数小时内呕出,管型长短不一,长者可为食管全长。

【诊断与治疗】

1.诊断

通过病史询问,对于呕出管型食管上皮的典型患者可直接诊断,不典型患者或怀疑有异物潴留患者可行胃镜检查后确诊,部分患者亦可通过食管吞钡造影诊断。

(1)内镜检查可见食管黏膜下暗紫红色柱状物突入食管腔,表层腐烂、坏死,片状黏膜剥脱、缺失伴创面出血或黏膜血肿,食管黏膜可长短不等的部分或全部剥脱,剥脱处有糜烂渗血及浅表溃疡,膜状物残留,有的以食管黏膜下血肿为主,食管上、中、下各段均可受累,以中段受累最多见。食管钡餐或碘剂造影检查可见食管上、中、下段或局部黏膜不规则、管腔狭窄、不连续等改变,并可观察有无食管穿孔。

(2)CT检查可见食管壁局限性增厚,食管腔呈偏心性不规则狭窄、黏膜下气体聚集现象。

(3)病理组织学检查食管剥脱管状物多数为正常食管黏膜及表层复层鳞状上皮或非炎性退变性食管黏膜。

2.治疗

(1)治疗的目的在于改善症状、促使食管黏膜尽早修复及防止食管穿孔等。治疗原则是禁食、抑酸、镇痛、静脉营养、应用黏膜保护剂、有效地止血和抗感染治疗。

(2)对出血量大，活动性出血或内镜发现有近期出血的患者都应进行内镜止血治疗。

(3)动脉栓塞治疗：对于经保守治疗和内镜治疗失败的患者，可考虑行动脉栓塞治疗。

(4)食管穿孔者需手术治疗。

【预防及健康指导】

(1)大量饮酒、剧烈呕吐，反复酒后催吐是本病的最主要诱因，戒酒是最有效的预防手段。

(2)保持良好的饮食习惯，避免强行进食粗糙硬物及辛辣、刺激和过烫食物，进餐时不嬉戏打闹，同时控制进餐速度，避免出现餐后呕吐。

(3)对已确诊的患者要寻求正规的治疗，遵医嘱规范治疗。

(4)疾病治愈后戒除饮酒、饮食不规律、吃辛辣刺激性食物等不良生活习惯，适当锻炼，定期复查，爱护自己的身体。

三、咽部满是"白点点"——小心是真菌来袭击

【临床案例】

臭袜子的味道，想想就要捏鼻子，居然有人因为喜欢闻臭袜子的习惯闻出了一场病。前段时间，话题"没事真的不要闻臭袜子"上了微博热搜。网友有个

小习惯，洗衣服之前总爱闻一闻，如果袜子味道没那么浓，还可以再穿一天。哪知这次袜子太臭，闻过之后感觉头开始"嗡嗡"的，喉咙痒得受不了，想咳咳不出，全身发软，赶紧去医院，发现咽部满是"白点点"——被真菌感染啦！

【疾病知识】

真菌广泛地存在于自然界中，至少有10万种，其中能引起人及动物感染的约有400种。真菌致病力较弱，常存在于正常人的皮肤黏膜处，当人体免疫功能正常时，真菌一般不会导致疾病的发生，仅在一定条件下方能致病，称为条件致病菌。由真菌感染所引起的疾病称为真菌病。近些年来随着广谱抗生素、免疫抑制药、糖皮质激素和抗肿瘤药物的广泛使用以及结核病、糖尿病等疾病发病率的升高，真菌病的发病率较以往有了明显的增长，有资料显示，慢性咽炎及扁桃体炎中28%为咽部真菌病，慢性喉炎中15%为喉真菌病。

1.病因

感染的真菌绝大多数来源于环境，入侵途径包括吸入、摄入和外伤植入等。

本病是由白念珠菌在口腔及咽部大量繁殖而引起的黏膜损害。以儿童及老年人最为多见。白念珠菌属酵母菌，为条件致病菌，可存在于正常人的口腔黏膜、皮肤、胃肠道等部位。当人体免疫力下降时，如长期使用免疫抑制药、广谱抗生素以及糖皮质激素，或患有艾滋病、结核病以及严重的糖尿病，可导致念珠菌大量繁殖，造成念珠菌病的发生。

2.临床表现

(1)临床多表现为口腔颊部、上腭、牙龈、舌及咽部黏膜乳白色或灰白色假膜、呈点状散在分布，或融合成片状，易拭去，其基底鲜红，湿润；严重者黏膜可局部溃疡坏死。

(2)患者自觉疼痛、吞咽困难。

(3)新生儿假膜可长满整个舌面，引起肿胀，影响吞咽甚至呼吸。

【诊断与治疗】

1. 诊断

依据病史、临床表现、实验室检查进行诊断。实验室检查包括：

（1）对病变局部的黏膜刮片或分泌物涂片镜检，或钳取活检，可见真菌或菌丝，即可确诊。

（2）对病变组织和分泌物进行真菌培养，仅一次真菌培养阳性结果不能确诊，应多次培养均为该菌方可确诊。

（3）行单克隆抗体血清学检查花费时间较短，有着良好的临床应用价值。

2. 治疗

（1）一般治疗，加强营养支持治疗，调节提高免疫力，维持人体菌群平衡生长，积极治疗相关基础疾病，如糖尿病、结核，停用广谱抗生素。

（2）药物治疗。

①局部用药：口腔及咽部真菌病可使用过氧化氢溶液、朵贝氏液或10%碘化钾溶液含漱，局部可用1%甲紫或5%硼砂甘油涂抹；喉真菌病可局部使用抗真菌药雾化喷喉，如氟康唑30 mg，每天2次。

②全身用药：对于顽固或严重的真菌病可全身使用抗真菌药物。

【预防及健康指导】

（1）注意环境卫生清洁，及时清洗鞋袜；避免去卫生不达标的足浴店、采耳店等。

（2）避免长时间熬夜，保证睡眠，规律饮食，适度运动，增强机体免疫力。

（3）不要乱用广谱抗生素以及糖皮质激素等防止诱发真菌感染。

（4）咽喉部真菌病如能早期诊断，及时治疗，一般预后良好。

（5）确诊后遵医嘱规范治疗，定期复查，按疗程用药。

四、口腔咽喉部长"肉肉"和溃疡——警惕"艾滋"光顾

【临床案例】

小李最近惶惶不安，这两个月，他口腔里多处溃疡，唇、舌、颊部都有，疼痛不已，药店买了几种溃疡贴都无效，还发现颊部长了肉疙瘩。他回想起来，3个月前他约网友见面有一次无保护性行为，怎么办？不会这么倒霉吧！去医院抽血检查，显示 HIV 抗体阳性，确诊感染艾滋病病毒。

【疾病知识】

艾滋病（AIDS）是一种由人类免疫缺陷病毒（HIV）感染引发的以免疫功能部分或全部丧失、导致严重反复的机会感染、恶性肿瘤形成以及神经系统损害为特征的恶性传染病。

1.病因

HIV 存在于艾滋病患者和 HIV 携带者的血液、精液、乳汁、唾液和其他体液中，艾滋病主要传播途径有三种：性传播、母婴传播、经血液和血制品传播，性传播为当前主要的传播途径。理论上人类对艾滋病普遍易感，但实际上艾滋病易感人群主要是男性同性恋者、静脉吸毒成瘾者、血友病患者，接受输血及其他血制品者以及与以上高危人群有性关系者五类人。

2.临床表现

（1）艾滋病的病程分期与一般表现：从初始感染 HIV 到终末期是一个较为漫长复杂的过程，在病程的不同阶段，与 HIV 相关的临床表现也是多种多样的。HIV 感染的全过程可分三期，即急性期、无症状期和艾滋病期。

①急性期：通常发生在感染 HIV 的 6 个月内。部分感染者在急性期出现

HIV 病毒血症和免疫系统急性损伤相关的临床表现。临床表现以发热最为常见，可伴有咽痛、盗汗、恶心、呕吐、腹泻、皮疹、关节疼痛、淋巴结肿大及神经系统症状。大多数患者临床症状轻微，持续 1~3 周后自行缓解。

②无症状期：可从急性期进入此期，或无明显的急性期症状而直接进入此期。持续时间一般为 4~8 年。其时间长短、感染病毒的数量和类型、感染途径、机体免疫状况的个体差异、营养条件及生活习惯等因素有关。在无症状期，由于 HIV 在感染者体内不断复制，免疫系统受损，可出现淋巴结肿大等症状或体征。

③艾滋病期：为感染 HIV 后的终末阶段。主要临床表现为 HIV 相关症状、体征及各种机会性感染和肿瘤。

(2)艾滋病在口腔咽喉部的表现：

①咽部及口腔是艾滋病常累及的部位，可见于 50%~80% 的艾滋病患者。

②长期咽痛伴咽部溃疡迁延不愈可为 HIV 感染的首发症状，可表现为念珠菌感染、单纯疱疹、绒毛状黏膜白斑病、复发性鹅口疮、扁桃体炎、Kaposi 肉瘤、非霍奇金淋巴瘤、鳞癌等。

③颈部淋巴结病变是艾滋病最常见的颈部体征，包括 HIV 感染引起的反应性颈淋巴结炎(23%~71%)、颈淋巴结结核(22%~52%)、淋巴瘤(2%~7%)或 Kaposi 肉瘤。

【诊断与治疗】

1. 诊断

(1)在 2021 年版的《中国艾滋病诊疗指南》中指出，HIV 感染者/艾滋病患者的诊断需结合流行病学史(包括不安全性生活史、静脉注射毒品史、输入未经抗 HIV 抗体检测的血液或血液制品、HIV 抗体阳性者所生子女或职业暴露史等)、临床表现和实验室检查等进行综合分析，慎重作出诊断：

①HIV 抗体和病原学检测是确诊 HIV 感染的依据。

②流行病学史是诊断急性期和婴幼儿 HIV 感染的重要参考。

③D4+T 淋巴细胞检测和临床表现是 HIV 感染分期诊断的主要依据。

④艾滋病的指征性疾病是其诊断的重要依据。

⑤HIV 感染者是指感染 HIV 后尚未发展到艾滋病期的个体。

⑥艾滋病患者是指感染 HIV 后发展到艾滋病期的患者。

(2)成人、青少年及 18 月龄以上儿童，符合下列任何一项者即可诊断为 HIV 感染：

①HIV 抗体筛查试验阳性和 HIV 补充试验阳性（抗体补充试验阳性或核酸定性检测阳性或核酸定量大于 5000 拷贝数/mL）。

②有流行病学史或艾滋病相关临床表现，两次 HIV 核酸检测均为阳性。

③HIV 分离试验阳性。

(3)18 月龄及以下儿童，符合下列任何一项者即可诊断为 HIV 感染：

①为 HIV 感染母亲所生和两次 HIV 核酸检测均为阳性（第二次检测需在出生 4 周后采样进行）。

②有医源性暴露史，HIV 分离试验结果阳性或两次 HIV 核酸检测均为阳性。

③为 HIV 感染母亲所生和 HIV 分离试验阳性。

2. 治疗

(1)尚无确切有效的治疗方法。治疗原则和目标如下：

①最大限度地抑制病毒复制使病毒载量降低至检测下限并减少病毒变异。

②重建免疫功能。

③降低异常的免疫激活。

④减少病毒的传播、预防母婴传播。

⑤降低 HIV 感染的发病率和病死率、减少非艾滋病相关疾病的发病率和病死率，使患者获得正常的预期寿命，提高生活质量。

(2)HIV 的治疗以全身治疗为主，全身治疗包括抗 HIV 治疗、免疫调节治疗、机会性感染疾病治疗、抗肿瘤治疗和对症支持治疗等。一旦确诊建议立即开始治疗。

(3)当患者出现耳鼻咽喉头颈等部位的局部症状，全身用药效果不佳时，可辅以局部治疗，如鼻窦炎的鼻内镜手术、化脓性中耳炎的手术引流。分泌性中耳炎的鼓膜穿刺抽液及中耳置管，喉 Kaposi 肉瘤或感染引起喉阻塞时，须行气管切开术。

【预防及健康指导】

(1)预防是重中之重,防止传染源入侵、切断传播途径及控制危险人群是防止艾滋病蔓延的 3 个主要环节。

(2)避免与 HIV 感染者、艾滋病患者及高危人群发生性接触,提倡使用安全套。

(3)不共用牙刷、剃须刀等可能被血液污染的物品。

(4)尽可能使用一次性医疗注射用品,需回收者应严格消毒。

(5)加强检疫工作,使用血液及其制品时,必须经 HIV 检测。加强国境检疫,严防艾滋病患者入境。

(6)HIV 感染者禁止献血、捐献器官和其他组织,女性患者应避免怀孕。

(7)严厉打击吸毒、卖淫嫖娼等活动,对高危人群进行长期监测等。

第三章　扁桃体肥大、腺样体肥大及鼾症

一、反复咽喉疼痛——也要关注肾病

【临床案例】

27 岁的青年女性小琳，因"咽痛伴肉眼血尿 2 天"入院，小琳曾多次于外院就诊，诊断为"慢性肾炎"，经过规律服药，肾炎症状尚可控制，但症状反复发作，让她困惑不已。追问病史：小琳既往有慢性扁桃体炎病史，且反复发作，前两天进食辛辣食物后扁桃体炎急性发作，出现血尿。专科检查发现：双侧扁桃体明显充血，扁桃体隐窝见大量黄白色脓栓。医生建议切除扁桃体，然后继续治疗肾炎。

【疾病知识】

慢性扁桃体炎是扁桃体的持续感染性炎症，多为急性扁桃体炎反复发作或隐窝引流不畅，细菌、病毒滋生感染所致。该病反复发作，可并发身体其他系统疾病，如 IgA 型肾病，所谓"肾炎致病灶"主要是指咽喉部感染了链球菌，在

急性肾炎、IgA 肾病及慢性肾炎反复发作时，其前期病变多为上呼吸道感染，其中咽炎、扁桃体炎者占 60%～70%，可见扁桃体炎是肾炎的主要诱因之一。

1.病因

（1）链球菌和葡萄球菌为本病的主要致病菌。

（2）各种原因或基础疾病导致长期营养不良、机体抵抗力低下。

（3）不良生活习惯如工作压力大、熬夜、过度劳累、烟酒过度、接触有害气体等。

（4）反复发作的急性扁桃体炎使隐窝内上皮坏死，细菌与炎性渗出物填充其中，隐窝引流不畅，导致本病发生。

2.临床表现

（1）常有扁桃体炎反复急性发作史，通常一年超过 5 次。

（2）咽部不适：咽干燥感、微痛感、刺痒或异物感，常引起干咳或各种感觉异常。

（3）扁桃体肥大，多见于儿童，可有不同程度呼吸困难和吞咽困难，鼻通气不畅，睡眠伴有鼾声。

（4）口臭：因扁桃体内有干酪样物或脓汁积存，有厌氧菌生长。

（5）胃肠道刺激：隐窝内脓栓及细菌常被吞入胃内，刺激消化道，导致消化不良、头痛、肌肉关节痛、乏力、低热、颈淋巴结炎、心肌炎、肾炎等合并症。

【诊断与治疗】

1.诊断

（1）咽部检查主要是观察有无慢性扁桃体炎的临床体征。

（2）颈部触诊有无颌下淋巴结肿大，为慢性扁桃体炎诊断提供依据。

（3）心电图检查是了解慢性扁桃体炎对心脏有无影响，有无引起心肌炎、风湿性心脏病。

（4）肾功能检查目的是了解慢性扁桃体炎对肾脏有无损伤。

（5）风湿三项检查目的是了解慢性扁桃体炎对关节有无影响。

2. 治疗

（1）非手术治疗不应仅限于抗生素药物，而应结合免疫疗法或抗变应性措施，包括使用脱敏作用的细菌制品以及各种增强免疫力的药物。

（2）手术治疗。

①对病灶扁桃体的手术，宜在并发症得到控制之后进行。

②如果没有及时接受治疗，急性炎症反复发作或迁延不愈，形成慢性扁桃体炎，甚至引起心内膜炎、肾炎、关节炎等并发症，影响生活质量。如果及时接受正规治疗，该病可治愈。

【预防及健康指导】

（1）注意口腔卫生，可用淡盐水漱口。

（2）饮食宜清淡，可适当多吃新鲜蔬菜水果，避免食用辛辣肥腻及刺激性强的食物。

（3）积极预防控制上呼吸道感染，可根据情况用金银花、胖大海、板蓝根等代茶预防。咽喉部疼痛不适时及时到医院就诊，预防扁桃体化脓性感染。

（4）日常生活中，要及时增添衣物，预防感冒，规律生活，适当运动，保持营养均衡，增强机体抵抗力。

（5）扁桃体炎症反复发作，经非手术治疗无效，成为感染灶时，可施行扁桃体摘除术。

二、孩子打鼾伴张口呼吸——留意腺样体肥大

【临床案例】

丽丽，女，5 岁。打鼾伴张口呼吸 2 年余，逐渐加重，睡眠时经常憋醒，且

"嘟嘟嘴"明显，影响面容，无听力下降及流涕，家长很焦虑，遂来院就诊。医生经过询问病史及间接鼻咽镜的检查，初步诊断为腺样体肥大。但对于该病的确诊还需要做一个鼻咽侧位片和电子鼻内镜检查。在完善检查后，鼻咽侧位片结果示：鼻咽顶后壁软组织增厚向前下突出呈弧形，边缘光整；鼻咽镜示鼻咽腔变窄 3/5，双侧圆枕、咽口受压。结合临床症状和辅助检查，可以诊断为腺样体肥大，需要手术治疗。

【疾病知识】

腺样体肥大为咽扁桃体增生。腺样体顶端指向鼻中隔，基底部位于鼻咽顶部和后壁的水平。儿童腺样体肥大常属于生理性，自婴幼儿期起逐渐增大，6~7岁增至最大，10岁后开始逐渐萎缩，至12岁以后绝大多数儿童腺样体可完全萎缩。

1.病因

(1)鼻咽部的炎症及其毗邻部位的炎症或腺样体自身的炎症反应反复刺激使腺样体发生病理性增生。

(2)上呼吸道过敏性炎症已被大多数研究确认为儿童腺样体肥大的危险因素。

(3)儿童期的某些急性或慢性传染病，变态反应性疾病也多可引起腺样体肥大。

(4)气候变化、环境卫生差与通风不良，也有可能是该病的诱因。

2.临床表现

(1)耳部症状：腺样体肥大可堵塞咽鼓管口，咽鼓管咽口也可因其周围的淋巴组织增生或受炎症及分泌物波及而堵塞，可引起病侧的分泌性中耳炎，出现传导性耳聋及耳鸣症状，有时可引起化脓性中耳炎。

(2)鼻部症状：鼻阻塞为主要症状。常合并鼻炎及鼻窦炎而出现鼻塞、流脓涕症状。可有张口呼吸、讲话闭塞性鼻音及睡眠时打鼾等症状；长期鼻塞和张口呼吸，可引起颌面骨发育障碍如常见的"腺样体面容"。

(3)咽喉部及下呼吸道症状：分泌物向下流并刺激呼吸道黏膜，可出现阵咳，易并发支气管炎，下颌角淋巴结肿大。

（4）反射性神经症状：睡眠易惊醒、磨牙、遗尿、喘鸣性喉痉挛或哮喘发作。

（5）全身症状：主要为慢性中毒和营养发育障碍症状，如反应迟钝、注意力不集中。

【诊断与治疗】

1. 诊断

（1）视诊有典型的"腺样体面容"，即出现上颌骨变长、腭骨高拱、牙列不齐、上切牙突出、唇厚、缺乏表情等，口咽部常见黏脓液从鼻咽部流下。

（2）间接鼻咽镜和电子纤维鼻咽镜检查可见鼻咽顶后壁分叶状淋巴组织，可有5~6条深纵槽。槽中有时可见脓液或碎屑。若腺样体肥大，可将鼻咽部全部占满并阻塞后鼻孔。电子鼻咽镜检查目前被认为是诊断与腺样体相关的鼻塞的金标准。

（3）X线鼻咽侧位片、鼻窦CT可判断腺样体的部位及大小，还有助于与鼻咽部肿瘤的鉴别诊断。

2. 治疗

（1）注意营养，预防感冒，提高机体免疫力，积极治疗原发病。随着年龄的增长，腺样体将逐渐萎缩，病情可能得到缓解或症状完全消失。

（2）药物治疗首选皮质类固醇。现有资料表明，使用生物利用度较低的鼻用类固醇（如莫米松、氟替卡松、布地奈德等）具有良好的药代动力学特征，最小化全身生物利用度和全身不良反应的风险。发挥抑制肥大腺体组织中及鼻黏膜表面淋巴细胞的活性，影响炎症介质的合成与分泌，可以调理增生腺体表面菌群，达到缩小部分腺体组织作用，甚至消除中耳炎症状。

（3）手术治疗：若保守治疗无效，应尽早行腺样体切除手术。腺样体（咽扁桃体）切除术常与腭扁桃体切除术同时施行，亦可以保留腭扁桃体（无明显手术适应证时），单独切除腺样体。

【预防及健康指导】

(1)保持良好的生活习惯，加强营养，适当锻炼，增强机体抵抗力。避免上呼吸道感染。

(2)采取手术治疗的患者，应进清淡易消化食物，切勿暴饮暴食，避免辛辣刺激性食物。

(3)遵医嘱要规范使用鼻喷雾剂，出现不良反应后应前往医院就诊。

(4)3个月内勿剧烈运动或大声叫喊，防止伤口出血。

(5)注意口腔卫生，保持口腔清洁，可用复方氯己定进行含漱。

三、儿童腺样体肥大是手术治疗还是等其自然萎缩

【临床案例】

小童，男，6岁。反复鼻塞、流脓涕4年伴打鼾1年。体格检查发现，其双侧鼻腔内均可见脓涕，咽后壁有大量黏性分泌物。孩子妈妈说小童从小就鼻涕多，鼻塞，睡觉时张口呼吸，最近一年来，睡觉有憋气症状，而且早上起来精神不好，影响其生长发育。医生查看后又做了一个鼻咽部的检查，结果显示：小童腺样体肥大，超过鼻咽腔容积2/3，已经压迫咽鼓管咽口。他现在的不适就是腺样体肥大所致，是它引起了鼻、鼻窦及咽部的一些不适症状，需要通过手术切除治疗。家长犹豫不决，想着孩子还小，麻醉对身体有影响，倾向于保守治疗，也许随着年龄的增长腺样体自然萎缩了。医生强调，由于小童已经出现因腺样体肥大而引起的并发症，影响了其生长发育，这些都是不可逆的损害，建议手术治疗。

【疾病知识】

腺样体及腭扁桃体位于呼吸道的第一道防御部位，长期受各种炎性刺激，容易造成病理性增生肥大，儿童和青少年的患病率为 34.46%。长期以来，多数学者认为儿童时期肥大的腺样体或扁桃体成年后会发生萎缩，但纵向研究发现儿童期病理性腺扁桃体肥大可持续多年，且没有随着年龄的增长而减少，这意味着儿童腺样体肥大应积极干预。

1. 病因

(1)鼻咽部的炎症及其邻近部位的炎症或腺样体自身炎症反复刺激使腺样体发生病理性增生。

(2)气候变化、环境卫生差与通风不良，也有可能是该病的诱因。

2. 临床表现

(1)鼻、咽和下呼吸道症状：鼻堵塞是本病的主要症状。分泌物常多。呈黏脓性或脓性，常伴有闭塞性鼻音，言语含糊不清。张口呼吸，睡觉时舌根后坠，伴有鼾声。

(2)耳部症状：腺样体肥大可堵塞咽鼓管咽口，咽鼓管咽口也可因为其周围的淋巴组织增生或受炎症及其分泌物而堵塞，出现中耳炎、耳鸣、听力减退、鼓室积液。

(3)反射性神经症状：睡眠易惊醒、磨牙、遗尿、喘鸣性喉痉挛或哮喘发作。

(4)长期张口呼吸，可影响面骨发育，出现上颌骨变长、腭骨高拱、牙列不齐、唇厚等"腺样体面容"。

(5)全身症状：主要是慢性中毒和营养发育不良。反应迟钝、注意力不集中，也可因长期慢性缺氧而出现肺源性心脏病、甚至急性心力衰竭。

【诊断与治疗】

1. 诊断

(1)视诊可见典型"腺样体面容"，口咽部常见黏脓液从鼻咽部流下。

(2)纤维或电子鼻咽镜是腺样体检查的主要方法。对后鼻孔的堵塞程度分为 4 度。Ⅰ度阻塞后鼻孔≤25%，Ⅱ度为 26%~50%，Ⅲ度为 51%~75%，Ⅳ度为 76%~100%。

(3)X 线鼻咽侧位片、鼻窦 CT 可判断腺样体的部位及大小，还有助于与鼻咽部肿瘤的鉴别诊断。

2. 治疗

(1)注意营养，预防感冒，提高机体免疫力。如果没有鼻塞、打呼噜、张口呼吸、听力异常等症状，可以先不治疗，等待其自然萎缩。

(2)药物治疗白三烯受体拮抗药和(或)鼻用糖皮质激素是治疗腺样体肥大的主要药物。发挥抑制肥大腺体组织中及鼻黏膜表面淋巴细胞的活性，影响炎症介质的合成与分泌，可以调理增生腺体表面菌群，起到缩小部分腺体组织作用，甚至消除中耳炎症状。

(3)手术治疗腺样体肥大>51%且出现以下情况，影响生长发育等，则须进行腺样体切除手术。

①呼吸不畅，有严重的呼吸睡眠暂停表现；

②腺样体肥大影响颌面部发育，引起腺样体面容或造成牙列不齐，牙颌面骨性发育畸形；

③吞咽困难、影响进食；

④鼻窦炎、中耳炎反复发作，听力显著下降；

⑤张口呼吸、鼻塞等持续 1 年以上，并且药物治疗效果不好。

【预防及健康指导】

(1)保持良好的生活习惯。加强营养，适当锻炼，增强机体抵抗力。避免上呼吸道感染。

（2）采取手术治疗的患者，应进食清淡易消化食物，切勿暴饮暴食，避免辛辣刺激性食物。

（3）遵医嘱规范使用鼻喷雾剂，出现不良反应后应前往医院就诊。

（4）3个月内勿剧烈运动或大声叫喊，防止伤口出血。

（5）注意口腔卫生，保持口腔清洁，可用复方氯己定进行含漱。

四、孩子反复扁桃体发炎——肥大的扁桃体该不该"一刀切"？

【临床案例】

4岁男孩军军一大早就说难受，喉咙痛，吞口水也痛，还伴有发热。妈妈发现这是今年第3次出现这种情况了，而且君君平常睡觉时张口呼吸，鼾声很大，体重和身高也不达标。平日里，到社区医院门诊看看，吃了抗生素，症状会稍有缓解，但这样反反复复，确实很糟心。为了进一步治疗，遂来医院耳鼻咽喉科就诊。通过医生检查，发现军军双侧扁桃体充血，表面可见脓性分泌物，且扁桃体接近Ⅲ度肿大。医生说军军平日里反复发作的咽痛、吞咽不畅、打鼾等症状均与它有关。建议炎症消退后，做手术切除扁桃体。虽然扁桃体是免疫器官，但当其已是"病灶"，反复引起感染、发热等不适症状，影响孩子发育时，建议手术切除扁桃体。

【疾病知识】

扁桃体又称腭扁桃体，属咽部的淋巴组织，位于口咽两侧的扁桃体窝内，左右各一个，是人体的免疫器官。扁桃体表面有6~20个深浅不一的盲管称为扁桃体隐窝，常为细菌、病毒存留繁殖的场所，易形成感染"病灶"。当儿童身体抵抗力下降时，扁桃体周围病原菌大量增殖或邻近组织原发炎症扩散会导致淋巴组织发生充血、化脓，增生等病理改变，形成急性扁桃体炎，病情反复发作会进展为慢性扁桃体炎。

1. 病因

反复发作急性扁桃体炎使人体抵抗力降低，细菌容易在隐窝内繁殖，诱致本病的发生，也可继发于某些急性传染病滞后，如白喉、猩红热、流感等。

2. 临床表现

(1)全身症状：起病急，突发高热，体温可达40℃。可伴有畏寒、头痛、四肢乏力、食欲下降等，小儿可因高热发生抽搐、呕吐及昏睡。

(2)咽部经常不适或有口臭，若扁桃体隐窝内有大量豆渣样脓栓，口臭更为严重。

(3)扁桃体具有丰富的末梢神经感受器，所以在炎症时期会有阵发性咳嗽、咽异物感或刺痛感。

(4)扁桃体过于肥大，可引起呼吸困难，吞咽困难或言语含糊不清。

(5)脓性分泌物被咽下，对胃肠道敏感的患者可以出现消化障碍。

(6)炎症期可引起头痛，容易疲劳或低热。

【诊断与治疗】

1. 诊断

(1)采取合适的体位用压舌板压下舌前2/3，观察并记录扁桃体大小、形态、表面质地、隐窝开口、周边咽弓及咽后壁情况。扁桃体有硬实感。

(2)咽部黏膜弥漫性急性充血，腭扁桃体充血肿大，表面可见渗出物，常伴有下颌、颈淋巴结肿大压痛。

2. 治疗

常用的治疗方法有非手术疗法(药物治疗)和手术疗法(扁桃体切除术)。

(1)药物治疗：遵医嘱使用抗生素。使用复方硼砂溶液或复方氯己定进行漱口或者对扁桃体进行局部喷药。如果有发热的，要及时对症退热治疗。

（2）手术治疗：符合手术指征者，行扁桃体切除术。采用低温等离子射频消融术。当出现以下情况应进行手术切除：

①反复发作的扁桃体炎，近1年发作超过7次，近2年平均每年发作超过5次或近3年平均每年发作超过3次者，或者出现过扁桃体周围脓肿者。

②扁桃体过度肥大（伴或不伴腺样体肥大）导致阻塞性睡眠呼吸暂停低通气综合征（OSAHS），或妨碍吞咽导致营养不良及言语含糊不清。

③扁桃体炎反复发炎曾多次引起咽旁间隙感染或扁桃体周围脓肿者（慢性扁桃体炎已成为引起其他脏器病变的"病灶"，或与邻近器官的病变有关联）。

④扁桃体腺样体肥大影响颌面部发育，引起腺样体面容或造成牙列不齐。对于年龄3岁以上并有造成牙颌面骨性发育畸形或出现趋势的患儿，需要尽早干预。

⑤白喉带菌者，经保守治疗无效时。

【预防及健康指导】

（1）坚持锻炼，增强体质，预防上呼吸道感染。

（2）不吃辛辣、刺激性强的食物，以免刺激咽部引起不适，禁食过热、过硬食物，以免造成伤口出血。

（3）避免劳累、受凉及烟酒过度等诱因。

（4）若出现体温升高、咽部疼痛、口中有血性分泌物吐出等症状应立即就诊。

（5）出院后继续流质饮食，并注意保持漱口，术后2周门诊复诊。出院后2周和2个月，各随访一次，重点询问是否有出血、疼痛情况，体温正常与否，目前症状如何等，必要时到门诊随诊。

五、有关扁桃体的这些问题，你知道吗？——扁桃体炎

【临床案例】

34岁的小赵最近喉咙痛，喝水都喝不下去，苦不堪言，到医院检查发现是扁桃体发炎了。小赵困惑地说扁桃体不是免疫器官吗？怎么也会出问题呢？那让我们来看一看，扁桃体是什么。

【疾病知识】

扁桃体（腭扁桃体）是一对扁卵圆形的淋巴器官，位于扁桃体窝内。扁桃体窝：口咽外侧壁在腭咽弓和腭舌弓之间的三角形凹陷。黏膜上皮向实质内下陷形成不陷窝，称扁桃体小窝。

正常人咽部及扁桃体隐窝内存留着某些病原体，当人抵抗力降低时，病原体大量繁殖，毒素破坏隐窝上皮，细菌侵入其实质而发生炎症。当受凉、过度劳累、烟酒过度、有害气体刺激、上呼吸道有慢性病灶存在等均可诱发炎症，就是我们所熟知的扁桃体炎。

1. 病因

（1）抵抗力过低：当某些因素使局部或全身抵抗力降低时，病原体侵入人体内，或原有细菌大量繁殖而致病。

（2）通常诱发扁桃体炎最根本的病因便是细菌、病毒感染，而诱发扁桃体炎最常见的致病菌便是链球菌。

（3）换季时，气温起伏过大，身体受凉，导致身体免疫力出现异常，最终诱发扁桃体炎的发生。

（4）长期食用辛辣刺激性的食物、抽烟喝酒、吸入有害气体均可成为诱因。

(5)邻近器官组织炎症：诸如咽喉部位疾病、鼻部疾病及耳部疾病，都可能导致炎症蔓延至扁桃体，造成扁桃体炎的病发。

2.临床表现

扁桃体炎分为急性扁桃体炎和慢性扁桃体炎。

(1)急性扁桃体炎的症状有：

①畏寒高热，一般持续3~5天。

②头痛、食欲差、疲乏无力、腰背及四肢酸痛。

③小儿患者可因高热而引起抽搐、呕吐及昏睡。

④咽痛为急性扁桃体炎的主要症状。

(2)慢性扁桃体炎：慢性扁桃体炎多由急性扁桃体反复发作转为慢性。患急性传染病(如猩红热、麻疹、流感、白喉等)后可引起慢性扁桃体炎。病原菌以链球菌、葡萄球菌等为常见。临床表现为经常咽部不适、异物感、发干、痒、刺激性咳嗽、口臭等症状。

【诊断与治疗】

1.诊断

(1)病毒性扁桃体炎常表现为扁桃体充血、肿大等，同时还常伴有咳嗽、声嘶和流涕等卡他症状；而细菌性扁桃体炎则更多伴有扁桃体渗出物。

(2)细菌性感染者常伴有外周血白细胞计数增高，中性粒细胞百分比增高和C-反应蛋白水平增高。

(3)病原学检测主要是进行咽拭子培养和药物敏感试验，要重视病原学的研究。由于无症状健康儿童的咽喉部也可有高达40%的正常定植菌的携带阳性率，所以这项检查并不推荐为常规检查，而应根据临床症状和体征作出初步判断后再决定是否需要进行。

(4)当怀疑有并发症出现，如咽旁脓肿、咽后脓肿、扁桃体周围脓肿时可以根据病情选择性地进行CT检查或超声检查。考虑有肾脏并发症时，如考虑A群β溶血性链球菌导致的肾小球肾炎等时，应进行尿和肾功能等相关检查。

2. 治疗

(1)扁桃体手术治疗指征。

①急性扁桃体炎反复发作，或虽非反复发作，但曾引起咽旁隙感染或扁桃体周脓肿者。

②扁桃体过度肥大，妨碍吞咽、呼吸及发声者。或因扁桃体肥大导致阻塞性睡眠呼吸暂停低通气综合征者，这在儿童较为多见。

③白喉带菌者经非手术治疗无效时可切除扁桃体，并继续治疗和观察。

④下颌角淋巴结肿大原因不明者。不明原因的低热及其他扁桃体源性疾病。并发风湿性心脏病者，扁桃体手术以早做为佳。

⑤其他扁桃体疾病，如扁桃体角化症及良性肿瘤。对于恶性肿瘤，则应慎重选择适应证及手术范围。

⑥慢性鼻炎或鼻窦炎患者经久不愈，与慢性扁桃体有关者，可考虑扁桃体切除术。

(2)非手术治疗采用药物治疗、局部治疗等对症治疗手段。

【预防及健康指导】

(1)清淡饮食，避免过多辛辣刺激性食物的摄入，养成多喝水的好习惯。

(2)积极预防传染性疾病，流感季节尽量少去人群密集的公共场所，在家多开窗通风，保持空气流通。

(3)加强体育锻炼，增强自身抵抗力，减少疾病的发生频率。

(4)注意口腔卫生，养成良好的生活习惯。早晚刷牙、饭后清水漱口，避免食物残渣留在口中。

六、枕边人鼾声如雷——警惕阻塞型睡眠呼吸暂停低通气综合征

【临床案例】

近日，一名中年男性患者在妻子的陪同下来到了耳鼻咽喉科门诊就诊，原因竟是妻子再也忍受不了他睡着后的鼾声如雷，而他自己也很困惑，为啥每天都按时睡觉了，却还是感觉很累？白天总是瞌睡，精神状态差。医院李教授热情地接待了他们，并详细地为他进行了体格检查及多导睡眠监测后，诊断为阻塞型睡眠呼吸暂停低通气综合征。

许多人认为打鼾是睡得香的表现，打鼾也是病吗？让我们一起来探究打鼾的真相。

【疾病知识】

阻塞型睡眠呼吸暂停低通气综合征(OSAHS)是指睡眠时上气道塌陷阻塞引起的呼吸暂停和低通气，通常伴有打鼾、睡眠结构紊乱、频繁发生血氧饱和度下降、白天嗜睡、注意力不集中等病症，并可导致高血压、冠心病、糖尿病等多器官多系统损害。

1.病因

睡眠呼吸暂停低通气综合征根据病因可分为中枢型、阻塞型、混合型，其中OSAHS最为常见，绝大多数的OSAHS有上呼吸道特别是鼻、咽等部位狭窄的解剖特点，如鼻息肉、扁桃体肥大、软腭松弛、舌根后坠、舌体肥大、悬雍垂过大过长等。当各种原因导致呼吸道不顺畅时就会出现打鼾现象。

2.临床表现

（1）打鼾是睡眠呼吸暂停低通气综合征的典型表现之一，其中还伴随着呼吸暂停、白天嗜睡、晨起头痛、记忆力下降等临床表现。

（2）严重的打鼾造成血液中氧气含量显著减少，引起全身组织细胞缺氧容易导致低氧血症和高碳酸血症，引发高血压和脑血管疾病，甚至还会引起夜间猝死。

【诊断与治疗】

1.诊断

OSAHS 主要是根据病史、体征和多导睡眠监测多方面来进行评估诊断，并根据呼吸暂停低通气指数（AHI）和夜间最低血氧饱和度分为轻度、中度、重度三级，其中 $5 \leqslant AHI \leqslant 15$ 为轻度，$15 < AHI \leqslant 30$ 为中度，$AHI > 30$ 为重度；夜间最低血氧饱和度：85%～90% 为轻度，80%～85% 为中度，<80% 为重度。

2.治疗

OSAHS 的治疗方法目前主要分为两种：保守治疗和手术治疗。

（1）保守治疗首推呼吸机治疗，呼吸机治疗的原理是通过向上气道输送一个压力，维持上气道的开放，从而保持呼吸道通畅，改善缺氧症状，预防并发症的发生。呼吸机治疗具有无创、便携、个体化、治疗效果显著等优势，是国际上对于中重度阻塞型睡眠呼吸暂停低通气综合征的首选治疗方法。

（2）健康良好的生活习惯如减肥、戒烟、戒酒等也有助于改善打鼾症状，采用有助于改善通气的睡眠姿势如抬高床头侧卧位来防止喉部软组织塌陷或舌后坠引起的气道堵塞。

（3）呼吸机治疗无效的轻中度 OSAHS 的患者可采用手术治疗，比如扁桃体切除术、腭咽成形术等通过扩大咽部通道，来减轻或消除气道阻塞，从而达到治疗的目的。

【预防及健康指导】

(1)随着人们生活水平提高，肥胖人群的数量也直线上升，而肥胖也是引起打鼾的主要因素，因此减轻体重也是治疗打鼾的一项重要措施。

(2)戒烟戒酒，防止因过度放松导致喉部软组织松弛，导致呼吸道阻塞。

(3)调整睡觉姿势，采用抬高床头侧卧位来有效改善打鼾症状。

(4)加强身体锻炼，愉悦身心，同时提醒枕边人注意夜间有无呼吸暂停、憋气等情况发生，一旦出现异常，立即就医。

第四章　咽喉部神经疾病

一、久治不愈的一侧咽痛——别忽视舌咽神经问题

【临床案例】

想象过小刀割喉咙的感觉吗？张大爷被反复咽痛折磨半年多了，发作起来像针扎、像刀割、像电击，吞咽疼、说话疼、打呵欠也疼。清咽利嗓的药不知吃了多少，扁桃体都摘除了，但症状不仅未缓解，反而越来越重。

这究竟是什么怪病呢？原来是舌咽神经痛，因为发病率低，容易被误诊。查明病因后，张大爷终于和咽痛说"再见"啦。

【疾病知识】

舌咽神经痛是一种发生在舌咽神经分布区域（咽侧壁、舌根、软腭、扁桃体、外耳道）的阵发性剧烈疼痛，多见于老年人。痛起突然，为针刺样剧痛，可放射到同侧舌和耳深部，持续数秒至数十秒，伴有唾液分泌增加。说话、吞咽、触摸患侧咽壁及下颌角均可诱发，与三叉神经痛类似。

1. 病因

(1)原发性舌咽神经痛的病因可能为舌咽神经及迷走神经发生脱髓鞘改变，引起舌咽神经的传入冲动与迷走神经之间发生短路的结果。

(2)脑桥小脑三角的血管异常和肿瘤、蛛网膜炎、椎动脉病，以及发生于颈动脉咽、喉和扁桃体等处的颅外肿瘤是引起舌咽神经痛的继发性病因。

(3)也有人认为颅外血管疾患，如颈动脉闭塞和颈外动脉狭窄等也都可能成为本病的病因。

2. 临床表现

(1)阵发性剧痛位于扁桃体区咽部、舌根部、颈深部、耳道深部及下颌后区等处。虽然每个患者的疼痛部位不尽相同，但一般不超出上述范围。

(2)疼痛呈间歇性发作，每昼夜的阵痛次数通常是早晨或上午频繁，下午或傍晚逐渐减少。但也可在睡眠时发作，此点与三叉神经痛不同。每次发作持续数秒或1~2分钟，性质为针戳样、刀割样痛，也可表现为痛性抽搐。由于发作时患者咽喉部有梗死感或异物感，因此常出现频频咳嗽的现象。

(3)舌咽神经痛也和三叉神经痛一样，存在"扳机点"，此点常位于扁桃体部、外耳道及舌根等处，触之即可引起疼痛发作。吞咽、咀嚼、打哈欠、咳嗽均可诱发疼痛。由于惧怕发作而少进饮食，因此有时引起脱水和消瘦。

(4)舌咽神经痛发作时，除神经痛外有时可伴有心律不齐，甚至心跳停搏，并可引起昏厥、抽搐和癫痫发作，有时还出现喉部痉挛感及唾液分泌过多等症状。

【诊断与治疗】

1. 诊断

(1)根据原发性舌咽神经痛的临床特点、疼痛部位性质、神经系统检查无阳性体征，一般诊断并无特殊困难。

(2)此病需要与三叉神经痛、茎突过长、鼻咽癌侵及咽部，以及颅底面引起的神经痛相鉴别。

（3）继发性舌咽神经痛不常伴有其他脑神经障碍或其他的神经系统局部性体征。

2. 治疗

（1）药物治疗：常用卡马西平、苯妥英钠，长期服用后效果减退。

（2）局部封闭治疗：使用1%利多卡因、山莨菪碱、无水酒精、维生素 B 通过咽部入路注入舌咽神经分布区域。

（3）对保守治疗无效者可行手术治疗，包括颅外舌咽神经干切断术或颅内舌咽神经根切断术，但应十分慎重和严格掌握适应证。

（4）如属继发性舌咽神经痛，应查明原因后进行治疗。应注意有无扁桃体、鼻咽部、喉部及颅底肿瘤等，此外还应检查是否有茎突过长和茎突舌骨韧带骨化的存在。

【预防及健康指导】

（1）一旦日常生活中出现不明原因的舌根、咽喉、扁桃体、耳根部及下颌后部的间断性疼痛，可能是血管压迫神经所致，建议到耳鼻咽喉科、功能神经外科、疼痛科就诊，以及尽早明确病因对症治疗。

（2）尽量避免对咽后壁、扁桃体、舌根处、外耳道的刺激，以免引发舌咽神经痛。

（3）养成良好的生活习惯，保证均衡营养，心情愉悦，学会释放压力，戒烟、戒酒。

（4）适当增加体育锻炼，提高身体抵抗能力，有助于预防舌咽神经痛的发生。

二、濒死的感觉，太"恐怖"——喉痉挛的危害

【临床案例】

深夜的急诊科，来了一位神色慌张的年轻女性，陪她一起来的朋友惊魂未定："医生，我们是来长沙玩儿的，哪知道吃过爆辣小龙虾后，她就突然开始剧烈咳嗽，咳着咳着喉咙就像被堵住了一样，说不出来话也呼吸不了。过了一会儿，又突然好了。这可是怎么回事呀？"

患者说："咳起来喘不过气的感觉，太恐怖啦！"

经过详细检查，喉部一切正常，考虑是辛辣刺激性食物引起的喉痉挛。喉痉挛如果得不到及时治疗，可能会危及生命。接下来让我们一起来了解一下喉痉挛的相关知识吧。

【疾病知识】

喉痉挛是喉内肌反射性痉挛收缩，声带突发持续性内收，使声门部分或完全关闭而导致患者出现不同程度的呼吸困难甚至完全性的呼吸道梗阻。喉痉挛是机体防止异物入侵的保护性反射，虽不十分常见，但来势凶猛。

1.病因

（1）小儿喉痉挛好发年龄为 2～3 岁，多发生于体弱、营养不良、发育不佳的儿童。电解质紊乱如低镁及低钙血症均易引起喉痉挛。

（2）成人喉痉挛多与咽喉刺激、神经兴奋、肌肉持续痉挛收缩有关：

①胃食管反流物刺激咽喉部。

②气管插管刺激。

③咽喉部吸痰刺激。

④喉返神经受刺激。

⑤中枢神经性疾病。

⑥癔症。

⑦情绪紧张、激动。

⑧甲醛、氯气、氨气等气体刺激。

⑨抽烟、喝酒、辛辣冰冷等刺激性食物。

2.临床表现

(1)突然发作的吸气性呼吸困难和不同程度的喉喘鸣。

(2)惊恐不安、出冷汗、面色发绀、有窒息感，深吸气之后症状消失。

(3)发作时间短，为数秒至数分钟。

【诊断与治疗】

1.诊断

(1)根据典型的症状和检查，诊断一般较易。但应在发病间歇期做颈部、胸部、喉部及神经系统检查，以便查出其病因而予以治疗。

(2)小儿喉痉挛的特征为突发突止，无发热及声嘶，结合血清钙测定、患儿全身状态等，为诊断提供依据。

(3)喉痉挛需要与喉异物、先天性喉鸣、喉返神经麻痹进行鉴别。

2.治疗

(1)喉痉挛目前无特殊的治疗方法，主要是消除或避免不良的刺激因素，治疗原发病变。

(2)对体弱、易发喉痉挛的患儿，给予补充钙剂及维生素 D，多照晒阳光。

(3)急性发作的时候家属要让患者深呼吸，保持放松，及时安抚情绪，保障环境安全。紧急情况下可行药物解痉治疗。

【预防及健康指导】

(1)对于奇妙的人体而言,喉痉挛是机体防止异物入侵的有效性、保护性反射,减少喉部刺激是关键。

(2)避免与能诱发喉痉挛的因素接触,保持规律的生活习惯,规律饮食,合理安排作息时间,戒烟,戒酒。

(3)注意保暖,应避免冷空气吸入和刺激性气体吸入。避免喝过凉或者过烫的水或者饮料。少吃刺激性较大的食物,如辣椒、大葱、洋葱等。

(4)加强锻炼,多去空气清新的地方如公园或者学校,进行慢跑或者散步,提高机体免疫力,防止感冒。

(5)喉痉挛发作时持续时间相对短暂,仅数秒或1~2分钟,频发者一夜可以数次,也有一次发作后再无复发的情况,尽量保持心态平和,有不适及时就医。

(6)需要强调的是喉痉挛需要先排除喉部的器质性疾病,发生症状时,一定要第一时间就医。

第五章　咽喉部肿瘤

一、青春期男孩儿反复鼻出血——别忽视鼻咽纤维血管瘤

【临床案例】

花季少年鼻腔流血两年多，右眼无故失明，到底是什么怪病？原来致病"元凶"是巨大复发性鼻咽纤维血管瘤。

患者是一名年仅 17 岁的高中生，4 年前无诱因突发鼻腔大出血，诊断为鼻咽纤维血管瘤，进行手术治疗。2 年前复查发现肿瘤复发，再次进行手术治疗，并辅助放射治疗。治疗后，患者鼻腔偶有涕血，但 2 个月前右眼无故视力迅速下降，这可吓坏了家属，辗转来到医院耳鼻咽喉科求医。

经术前周密设计，在麻醉科、输血科、手术室等多个科室的协助下，耳鼻咽喉科教授团队为患者施行了手术。由于多次手术，肿块与周围组织粘连紧密，界限不清，鼻咽纤维血管瘤血供丰富，出血凶猛，肿块巨大挤压包绕大血管、神经，手术难度极大，风险极高。幸运的是手术很成功，患者术后恢复十分顺利，更为幸运的是，患者失明的右眼也渐渐恢复了视力。

【疾病知识】

鼻咽纤维血管瘤常发生于10~25岁青年男性，故又名"男性青春期出血性鼻咽血管纤维瘤"，虽是良性肿瘤，但因其生长部位位于颅底，且生长速度快，会破坏颅底骨质侵入颅内，且反复大量出血又可导致严重贫血，所以常危及患者生命。

1. 病因

多在青春期发生，男女发病之比为(14~20)：1，本病的发病原因不明。肿瘤多原发于鼻咽部蝶骨底部或枕骨，是青春期颅底不规则发育的结果，也有人认为肿瘤来源于鼻咽部特殊的血管纤维间质。诱因目前也不明确。

2. 临床表现

(1)反复鼻出血：阵发性鼻腔和(或)口腔出血，出血可为鲜红色血液，常为患者的首诊主诉。由于反复多次大出血，患者常有不同程度的贫血。

(2)进行性鼻塞：肿瘤堵塞后鼻孔或侵入鼻腔，引起一侧或双侧鼻塞，常伴有流鼻涕，闭塞性鼻音，嗅觉减退等。

(3)邻近组织压迫症状：肿瘤压迫咽鼓管，引起耳鸣、耳闭及听力下降；侵入眼眶，则出现眼球突出，视力下降；侵入翼腭窝引起面颊部隆起；侵入颅内压迫神经，引起头痛及脑神经瘫痪。

【诊断与治疗】

1. 诊断

(1)根据病史及检查，结合年龄及性别作出诊断。因肿瘤极易出血，术前禁忌活检。对于病史不典型或肿瘤扩展至邻近结构而出现相应症状者，有时难以作出诊断，常需与后鼻孔出血性息肉、鼻咽部脊索瘤及鼻咽部恶性肿瘤相鉴别，最后诊断有赖于术后病理检查。

(2)前鼻镜检查时常见一侧或双侧鼻腔有炎性改变，收缩下鼻甲后，可见鼻腔后部淡红色肿瘤。

（3）间接鼻咽镜检查可见鼻咽部圆形或分叶状红色肿瘤，表面光滑而富有血管，瘤组织侵入鼻腔可引起外鼻畸形或软腭塌陷。

（4）手指触诊可触及肿块基底部，瘤体活动度小，中等硬度，若瘤体侵入颊部，通过触诊可了解瘤体蒂部与邻近部位粘连情况。但触诊应轻柔，因触诊易引起大出血，临床应尽量少用。

（5）CT 和 MRI 检查可清晰显示瘤体位置、大小、形态，了解肿瘤累及范围、骨质破坏程度和周围解剖结构之间的关系。

（6）数字减影血管造影（DSA）可了解肿瘤的供血动脉并可对供血血管进行栓塞，以减少术中出血。

2.治疗

鼻咽纤维血管瘤的治疗除了改善营养、治疗贫血等支持疗法外，还有局部注射硬化剂、动脉栓塞、冷冻治疗、放射治疗等，但均无根治效果。治疗以手术切除为主，根据肿瘤的范围和部位采取不同的手术进路。

【预防及健康指导】

（1）鼻咽部纤维血管瘤没有有效的预防方法，但早期发现诊断和治疗可取得良好的治疗效果。

（2）纠正不良的饮食习惯，避免偏食，不吃辛辣刺激性食物，避免刺激鼻腔黏膜，养成良好的卫生习惯，保持口鼻腔清洁，勿用力擤鼻、挖鼻。

（3）注意休息，术后一个月内避免剧烈运动。

（4）出院后出现不适应及时复查。

二、鼻腔反复大出血——鼻咽纤维血管瘤惹的祸

【临床案例】

小刘，男，15岁。近半年来反复多次鼻腔出血，每次出血量从几十毫升到上百毫升不等，曾在当地医院多次就诊，但始终未确诊是什么疾病，均只按"鼻出血"来对症处理。由于反复多次出血，小刘气色不佳，贫血貌，小刘妈妈非常担心，遂来省城医院耳鼻咽喉科就诊。医生追问病史，小刘除有鼻出血外，还有鼻塞，但无头痛、嗅觉减退等其他不适。医生通过前鼻镜检查发现患者右侧鼻腔后端有一光滑肿物考虑为良性，初步排除了鼻咽癌等恶性肿瘤，但未确诊，需要完善CT、鼻内镜等检查。通过检查鼻腔鼻窦CT提示右鼻腔后部及鼻咽部增强占位病变。鼻内镜显示右鼻咽深部有一深红色肿物，表面光滑，少量血性分泌物。医生告诉家属，初步可诊断为鼻咽纤维血管瘤，需通过手术来达到最终确诊及治疗的目的。

【疾病知识】

鼻咽纤维血管瘤为鼻咽部最常见的良性肿瘤。由致密结缔组织、大量弹性纤维和血管组成，好发于10~25岁青年男性。

1.病因

发病原因不明。肿瘤多起源于枕骨底部、蝶骨体及翼突内侧的骨膜。瘤体由胶原纤维及多核成纤维细胞组成网织基质，其间分布大量薄且无弹性的血管，极易出血。

2.临床表现

（1）鼻出血：为阵发性鼻腔或口腔出血，鲜红色，且常为首发症状。因为反复大量出血，患者常有不同定程度的贫血。

(2)进行性鼻塞：本病早期无明显鼻塞症状，随着肿瘤体积的增大，堵塞后鼻孔或侵入鼻腔，引起一侧或双侧鼻塞，常伴有流鼻涕、闭塞性鼻音、嗅觉减退等。

(3)局部压迫、占位症状：当肿瘤压迫咽鼓管时，部分患者可有耳闷、耳鸣、听力下降；肿瘤侵入邻近结构侧出现相应症状，累及眼部时出现视力、眼运动异常；侵及翼腭窝引起面颊部隆起，侵及颅内时出现头痛和脑神经症状。

【诊断与治疗】

1. 诊断

(1)前鼻镜检查可见一侧或双侧鼻腔有炎性改变，收缩鼻甲后，可见鼻腔后部粉红色样肿物。

(2)鼻咽镜检查鼻腔或鼻咽部时可见表面光滑、圆形或呈结节状生长的肿瘤，呈淡红色或暗红色，表面可有明显血管纹。还可进行窄带成像喉镜检查，了解下咽可疑的部位是否异常，以初步判断肿物为良性或恶性。

(3)CT 及 MRI 检查可清晰地显示瘤体位置、大小、形态、了解肿瘤累及范围和周围解剖结构的关系。DSA 可了解肿瘤的血供并可进行血管栓塞，以减少术中出血。

(4)病理检查是肿瘤确诊的依据。临床上注意与后鼻孔出血性息肉、鼻咽部脊索瘤及鼻咽部恶性肿瘤鉴别。

2. 治疗

主要采取手术治疗。根据肿瘤的范围和部位采取不同的手术入路。

【预防及健康指导】

(1)纠正不良的饮食习惯，避免偏食，不吃辛辣刺激性食物，避免刺激鼻腔黏膜。补充高蛋白及维生素，加强营养，纠正贫血。

(2)保持口鼻腔清洁湿润。勿用力擤鼻、挖鼻。

(3)术后密切观察伤口出血情况。嘱患者及时吐出口中分泌物，勿频繁地做吞咽动作，以免影响观察有无活动性出血的发生。

（4）对于肿瘤侵入颅内的患者，应密切观察意识、瞳孔、视力及各项生命体征变化，以了解有无颅内并发症的发生。

（5）注意休息，近期内避免重体力劳动和剧烈运动。

（6）了解患者心理状态，及时给予心理疏导。针对性地向患者介绍疾病相关知识、配合要点及注意事项。出现不适症状，或再次出血，应立即去医院就诊。

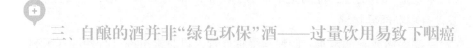

三、自酿的酒并非"绿色环保"酒——过量饮用易致下咽癌

【临床案例】

老刘最近一个月感觉咽喉不适、吞咽疼痛，遂去医院就诊，经电子喉镜检查发现右侧咽部有梨状窝菜花状肿物，通过活检病理确诊为"鳞状细胞癌"。医生追问病史发现，老刘 55 岁，已有 20 多年饮酒史，每天饮酒量为 250~500 g。医生告诉老刘，他这种生活习惯是引起下咽癌的主要原因。老刘认为自己喝的酒全是自己用粮食酿制的酒，无其他添加剂，属于"绿色环保"酒。然而，医生说恰恰是这种自酿的酒危害更大。家庭酿酒，由于技术设备和条件的限制，酒中的甲醛、甲醇等致癌成分未过滤掉，长期饮用可能导致下咽及食管黏膜上皮的损害甚至发生癌变。尽管老刘通过手术为主的治疗后恢复了健康，但下咽癌的预防和相关知识要引起人们的重视。

【疾病知识】

下咽癌又称为喉咽癌。主要是鳞状细胞癌，多发生在梨状窝，其次发生在咽后壁和环后区，可向下经食管入口侵入食管。

1.病因

（1）饮酒、吸烟、嚼槟榔等不良生活习惯。目前临床大数据调查结果认为，饮酒是主要的原因，特别是家庭作坊所酿制的酒危害更大。

（2）电离辐射，营养缺乏（如缺铁，缺乏维生素 C 等）。

（3）人乳头状瘤病毒感染，反流性食管炎等多种疾病影响。

（4）职业暴露，如从事职业暴露于石棉、化学溶剂、多环芳烃、镍金属提炼、异丙醇生产、硫酸、木屑及从事皮革生产，都可能成为促癌因素。

2.临床表现

（1）早期症状不明显，特别是饮酒者，由于酒精的麻醉作用，局部症状不明显或仅有咽喉部异物感。

（2）吞咽疼痛或吞咽困难：特别是侵犯食管入口时常出现进行性吞咽困难。

（3）声嘶及呼吸困难：肿瘤侵犯喉部，累及声带；或侵犯声门旁间隙；或侵犯喉返神经时均可出现声嘶，且常伴有不同程度的呼吸困难，以梨状窝内侧壁癌最为常见。

（4）咳嗽、痰中带血：肿瘤侵犯喉部可引起咳嗽，如果声带麻痹，吞咽时唾液或食物可误入气管而引起呛咳，肿瘤组织坏死或溃疡时常出现痰中带血甚至大出血。

（5）颈部肿块：60%左右的患者可发生颈部转移。

【诊断与治疗】

1.诊断

（1）下咽癌早期由于缺乏特异性临床表现，因而易被误诊为咽炎或咽喉神经官能症。因此，年龄在 40 岁以上，长期存在咽部异物感或吞咽疼痛，尤其是伴有颈淋巴结肿大者，均需常规检查喉咽、喉部，尤其是要仔细观察咽喉各解剖区有无肿瘤。

（2）内镜检查：主要有电子喉镜检查，注意观察喉咽及喉部、梨状窝、环后区、喉咽后壁等处有无菜花样或溃疡新生物，一侧梨状窝有无积液或食物滞留。

（3）影像学检查。

①喉及颈侧位 X 线检查可以观察喉内及椎前软组织情况。梨状窝肿瘤时

则表现为梨状窝密度增高。肿瘤位于咽后壁、环后区时则可以看到椎前软组织明显增厚。

②CT 检查能很好地显示肿瘤侵犯的程度及范围,了解颈淋巴结转移。

③MRI 检查通过三维成像可立体地了解肿瘤侵犯的范围,区分肿瘤与其他软组织影,了解肿瘤与周围血管的关系,以及有无颈淋巴结转移等。

④PET-CT 检查可了解肿瘤原发灶及局部及全身转移情况,进行准确的临床分期,为治疗提供依据。

(4)病理检查是肿瘤确诊的依据。一旦发现下咽的病变应及时活检。

(5)临床上注意与咽炎、咽神经官能症、咽喉部良性肿瘤等鉴别。

2. 治疗

(1)下咽癌的治疗包括手术、放疗、化疗、靶向治疗及免疫治疗等。

(2)治疗方案的选择根据患者的年龄、肿瘤的大小范围及全身情况等来决定。

(3)强调个性化治疗。

【预防及健康指导】

(1)长期大量饮酒是下咽癌主要的致病原因,其次烟与槟榔也容易导致下咽癌,因此要戒除酒、烟和槟榔,保持良好的生活习惯。注意丰富饮食,补充维生素 A 及多种微量元素。减少电离子辐射及有害化学物质接触,改善高危人群工作环境。

(2)对有不良生活习惯史及高危人群进行普查。

(3)长期饮酒、吸烟、嚼槟榔史的人如出现咽喉部不适症状应尽早检查,以便早发现,早治疗。

(4)已确诊的下咽癌患者要树立战胜疾病的信心,寻求正规的治疗,而不要信偏方或采用民间方法来治疗。目前由于治疗方法的不断发展,下咽癌的总体年生存率为 60%以上。

(5)下咽癌患者通过正规的治疗进入社会后要保持良好的心态,积极参加社会活动,戒除不良生活习惯,加强营养,适当锻炼身体,并定期到医院复查。

四、扁桃体肿大——警惕咽旁间隙肿瘤

【临床案例】

36岁的刘先生，在常规体检中发现右侧扁桃体Ⅱ度肿大，他平时体健，既往史无特殊。为寻求进一步治疗来医院耳鼻咽喉科就诊。医生通过检查发现其右侧扁桃体窝有一新生物，表面光滑，活动可。听到有"新生物"，刘先生便紧张起来，担心是肿瘤，他平时偶尔感觉有咽部异物感，以为是炎症，也就没在意。能吃能睡，也没有呼吸困难等不适。医生通过检查已排除慢性扁桃体炎，初步诊断为咽旁间隙肿瘤。为了明确肿瘤大小、形态、位置、血供等情况，需要进一步完善CT或MRI检查。虽然现在没有明显症状，但当肿瘤增大到一定程度时，就会出现咽部阻塞、神经压迫等症状，必须进一步手术治疗。

【疾病知识】

咽旁间隙是上颈部位于颈深筋膜深层与颊咽筋膜之间潜在的筋膜间隙，呈倒金字塔形结构，上起自颅底，下延伸至舌骨水平。被茎突的骨头分为前后两部分，前部的前面就是扁桃体，后部的里面有很多重要的血管神经通过。咽旁间隙肿瘤相当罕见，仅占所有头颈部肿瘤的0.5%~1.0%，其中70%~80%为良性病变。可分为原发性、转移性和紧邻结构侵入性。咽旁间隙肿瘤病理类型复杂，组织来源多样，解剖结构不易暴露，邻近重要的血管神经，手术难度较大。

1. 病因

咽旁间隙肿瘤病因复杂尚不清楚，可能与长期的慢性炎症刺激相关（如唾液腺来源肿瘤），或是全身肿瘤的局部表现（神经来源肿瘤），也可能为胚胎组织残留。

2. 临床表现

（1）无痛性颈部肿物或肿胀，多为无意间体检发现；由于咽旁间隙肿瘤多为良性肿瘤，生长慢，位置较深，很多早期无明显症状。

（2）肿瘤压迫鼻咽部，阻塞咽鼓管咽口可引起中耳积液、耳鸣、听力减退及耳闷等，肿块过大堵塞后鼻孔可引起鼻塞及打鼾等；向口咽部突出生长可引起呼吸及吞咽困难；压迫喉咽部可出现声音的改变甚至呼吸困难。

（3）恶性肿瘤侵及肌肉组织时出现张口受限，甚至颈部活动障碍。

（4）若侵及神经，可出现疼痛或相关神经激惹表现，如三叉神经受侵出现面部麻木，面神经受侵导致面瘫。

【诊断与治疗】

1. 诊断

（1）CT 检查具有较高的密度分辨率和较清晰的图像，便于确定病变与邻近解剖结构，尤其是茎突的关系，可以初步确定病变来源于茎突前间隙或茎突后间隙，可以比较直观地显示肿瘤与邻近大血管的关系，有助于分析肿瘤的位置和术前建立手术入路方法。

（2）MRI 检查通过三维成像可立体地了解肿瘤侵犯的范围，区分肿瘤与其他软组织影。

（3）全身血管造影术及数字减影血管造影（DSA）在诊断血源性肿瘤及明确肿瘤重要血管关系上优势明显。若术前判断肿瘤侵及颈动脉，有必要行 DSA 检查以降低手术风险。

（4）病理检查是肿瘤性质确诊的依据。

2. 治疗

（1）手术治疗：手术切除是咽旁间隙肿瘤的主要治疗方法。术前详细评估肿瘤的性质、部位、大小、口咽部或与颈部的距离、肿瘤与邻近血管及神经之间的关系，以及患者自身情况，在最大限度显露肿瘤的同时，在确保功能及最小创伤的前提下采用不同手术径路切除肿瘤，目的是在保持根治性的同时尽量减少手术并发症。

（2）非手术治疗：对于浸润性生长的咽旁间隙恶性肿瘤多不易手术切除，应根据其性质进行放疗、化疗、介入治疗及其他综合治疗，或作为手术治疗的辅助措施。

【预防及健康指导】

（1）合理安排日常工作生活，戒烟戒酒，保证良好的睡眠，避免紧张和疲劳；加强锻炼，提高机体免疫能力。

（2）加强对疾病相关知识的了解认识，积极面对，保持情绪稳定。

（3）注意口腔卫生，避免感染。

（4）出现咽部异物感、吞咽困难、声嘶、进食呛咳等，应随时到医院就诊。

五、老烟民声音嘶哑莫大意——小心喉癌作祟

【临床案例】

高先生，50 岁，从事个体经营。半年来出现声音嘶哑，未予重视，以为是自身工作原因，讲话大声过度用嗓多引起的，一直服用中药治疗，但未见好转反而声嘶加重，遂来院就诊。高先生告诉医生，他有 30 年吸烟史，每天吸 20~30 支，偶尔喝点养生酒。在了解病史后，医生确定需要做电子喉镜检查。该检查经鼻腔、鼻咽、口咽至喉腔观察喉腔结构，显示病变情况。结果显示：右侧声带前 1/2 处可见灰白色菜花状新生物，质地脆，触之易出血，喉部新生物性质待查。医生告诉老高，根据检查结果和临床症状初步可诊断为喉癌。长期吸烟是喉癌发生主要的致病原因之一。尽管可通过手术治疗，但后期的预防与健康指导也是不可忽视的。

【疾病知识】

喉癌是来源于喉黏膜上皮组织的恶性肿瘤，是喉部最常见的恶性肿瘤。96%~98%为鳞状细胞癌，其他病理类型少见。根据肿瘤发生部位和所在区域，喉癌临床上分为声门上型、声门型和声门下型，具有局部浸润和扩散转移等特点。

1.病因

喉癌的发生目前尚无确切病因，可能是多种因素共同作用导致，主要有以下几个方面：

（1）吸烟、饮酒等不良生活习惯。但目前临床大数据调查结果认为，吸烟为喉鳞状细胞癌重要的独立危险因素之一。

（2）空气污染、职业因素、放射线、微量元素缺乏、性激素等影响。

（3）病毒感染人乳头状瘤病毒（HPV）等。

2.临床表现

喉癌的临床表现以声音嘶哑、呼吸困难、咳嗽、血痰、吞咽困难及颈部淋巴结转移为主，有时会伴有咯血、口臭、咽部异物感。根据肿瘤发生的部位和病变的程度，症状表现不一样。

（1）声门型就是我们通常所说的声带所在的部位。声门型是三种亚型中最常见的一种，早期就会出现发音疲倦、无力、声音嘶哑等症状，随着肿瘤的进展，声嘶逐渐加重，由于该区域淋巴管较少，因此不易发生颈淋巴结转移，治疗预后是三种喉癌类型中最好的。

（2）声门上型喉癌早期可能无特异性症状，由于该区血供丰富，肿瘤进展较快，但可能也只有咽部不适感等轻微症状，易发生颈部淋巴结转移。肿瘤浸润较深时可能会出现咽痛的症状，当肿瘤浸润声门旁间隙就会出现声嘶，晚期时就会出现吞咽困难、痰中带血、咯血等症状，预后相对较差；

（3）声门下型喉癌是最少见的一类，占喉癌总体的不足3%，发病位置比较隐蔽，早期通常无明显症状，当肿瘤发展到一定程度，侵犯声门区时会出现相应症状。

【诊断与治疗】

1. 诊断

（1）喉镜检查必不可少，可观察病变的部位、大小、形态，注意有无肿块、溃疡、隆起、声带运动是否受限等。有利于早期发现肿瘤。

（2）触诊注意喉体形态，活动度是否正常，颈前软组织和甲状腺有无肿块，颈部淋巴结是否肿大等。

（3）影像学检查。

①CT 检查是喉癌术前诊断和临床分期的主要评价方法之一。可以明确喉癌的侵犯范围，可发现喉部软组织肿物被强化，声门旁间隙和会厌前间隙密度增高，喉软骨破坏，病变向周围组织侵犯，颈部转移淋巴结等阳性体征。

②MRI 检查通过三维成像可立体地了解肿瘤侵犯的范围，区分肿瘤与其他软组织影，了解肿瘤与周围血管的关系，以及有无颈淋巴结转移等。

③PET-CT 检查可了解肿瘤原发灶与局部及全身转移情况。进行准确的临床分期，为治疗提供依据。

（4）超声检查可以确定颈部肿瘤起源部位，病变性质，能较准确反映颈部淋巴结大小、形状和范围，还可从横向、纵向或斜向观察肿瘤与血管的关系。

（5）尽管喉部鳞状细胞癌占喉部新生物的绝大多数，但在最终确定治疗方案前，仍需通过病理检查获得最可靠的诊断依据。

2. 治疗

喉癌治疗采用以手术治疗为主，放化疗综合治疗为辅。应在安全范围内彻底切除肿瘤的前提下，尽可能保留和重建喉功能。

【预防及健康指导】

（1）长期大量吸烟是喉癌的主要致病原因，因此应戒除烟、酒，保持良好的生活习惯，加强口腔护理；注意丰富饮食，补充维生素及多种微量元素；减少电离子辐射及有害化学物质接触，改善高危人群工作环境。

（2）对有不良生活习惯史及高危人群进行普查，早发现，早诊断，早治疗。

（3）行放射治疗的患者，在治疗期间应密切观察因放射治疗引起的喉头水肿、痉挛而导致的呼吸不畅。放射治疗后仍要保持照射野区的皮肤清洁干燥，减少物理和化学刺激，多喝水、勤漱口，进食高蛋白、维生素丰富的食物。

（4）做好心理护理，增强战胜疾病的信心，渡过手术后言语困难、进食困难、需要使用鼻饲管、气管导管的难关。

（5）保持室内温湿度适宜，空气清新，防止痰液干燥结痂、痰液难以咳出堵塞导管。

（6）适当休息，循序渐进锻炼，增强自身体质，提高机体抵抗力。

（7）定期随访复诊。1个月内每两周1次，3个月内每月1次，1年内每3个月1次，1年后每半年1次。如出现呼吸困难，吞咽困难及颈部包块等情况应立即就诊。

六、吸二手烟，也可能得喉癌

【临床案例】

门诊来了一位刘阿姨，60岁，声音嘶哑、咽喉疼痛、咽部异物感不舒服几个月了，到耳鼻咽喉科就诊，一查不得了，竟然是喉癌！

喉癌有明显的性别偏向，男女发病比例为（7～10）∶1。这位刘阿姨不抽烟也不喝酒，怎么会得喉癌呢？

原来刘阿姨经营着一家麻将馆，店里通风较差，常年烟雾缭绕，一进去就会被无处不在的烟草味刺激到咳嗽，她自己也不喜欢这样的环境，但为了生计，麻将馆开了有10多年了。这次嗓子不舒服，她以为就是普通的咽喉炎，哪知竟然得了喉癌，她至今无法接受这个结果。

【疾病知识】

喉癌是耳鼻咽喉科常见的恶性肿瘤，男性较女性多见。近年来，喉癌发病率有不断上升的趋势。

1.病因

喉癌常为多种致癌因素协同作用的结果：吸烟，饮酒，HPV 病毒感染，石棉、芥子气等环境因素刺激，放射线辐射，雄性激素、微量元素缺乏等。其中吸烟是喉癌排在第一位的致病因素，二手烟、三手烟也是不容忽视的致癌因素。

（1）吸烟。据统计约 95% 的喉癌患者有长期吸烟史，而且开始吸烟年龄越早、持续时间越长、数量越大、吸粗制烟越多、吸入程度越深和不戒烟者的发病率越高。一般估计，吸烟者患喉癌的危险度是非吸烟者的 3~9 倍。烟草燃烧后产生的苯并芘可使呼吸道黏膜充血、水肿，上皮增生和鳞状上皮化生，纤毛运动停止或迟缓，有致癌性。

（2）二手烟：点燃一支烟，吸烟者吸入的是经过过滤的烟雾，剩下大部分未经过滤的烟雾，就成为二手烟。二手烟中，有大约 250 种有毒物质，其中至少有 69 种致癌物。据世界卫生组织报告，烟草每年使全球 800 多万人失去生命。其中，有 120 万非吸烟者死于二手烟暴露导致的疾病。

（3）三手烟：是指附着在衣服、墙壁、地毯、家具，甚至头发和皮肤等表面的残留烟草烟雾。三手烟来源于二手烟，比二手烟成分还要复杂。所含的有毒成分包括氢氰酸、丁烷、甲苯、砷、铅、一氧化碳以及超过十种高度致癌的化合物。三手烟会附着在接触到的任何物体上，且随着时间的推移而累积，可以渗入到地板和墙壁中，很难清除和清洁。此外，吸附在物体表面的三手烟还会重新散发到空气中，与氧化剂反应和其他化合物产生二次污染物。

（4）因为香烟点燃后外冒的烟与吸入的烟相比，一些致癌物质的含量更高，如一氧化碳含量高 5 倍，焦油和尼古丁高 3 倍，苯高 4 倍，氨高 46 倍，亚硝胺高 50 倍。

2.临床表现

喉癌由于临床类型、肿瘤临床分期的不同,出现的症状各异:

(1)声门型的喉癌:早期症状为声音嘶哑;呼吸困难是声门癌的另一常见症状;肿瘤组织表面糜烂可出现痰中带血;晚期,除严重声嘶或失声外,可出现放射性耳痛、呼吸困难、咽下困难、频繁咳嗽、咳痰困难及口臭等症状。

(2)声门上型喉癌:早期仅有轻微或非特异症状但分化差、发展快,易淋巴结转移;呼吸困难、吞咽困难、咳嗽、痰中带血或咯血常为晚期症状。

(3)声门下型喉癌:早期症状不明显,不易发现;当肿瘤发展到相当程度时,可出现刺激性咳嗽、声嘶、咯血和呼吸困难等。

【诊断与治疗】

1.诊断

(1)凡年龄超过40岁,有声嘶或咽喉部不适、异物感者均应用喉镜仔细检查以免漏诊。

(2)对可疑病变应在直接喉镜或纤维喉镜下进行活检,确定诊断。早期诊断、及时治疗是提高喉癌治愈率的关键。

(3)喉部增强CT及MRI等检查有助于了解肿瘤的浸润范围。

2.治疗

喉癌的治疗采取以手术为主,放化疗辅助的综合治疗。根据分型和分期选择不同术式及颈清扫的范围,喉癌在整个头颈部肿瘤乃至全身肿瘤中,属于治疗效果比较好的一种,早期喉癌经规范化治疗,五年生存率可为80%~90%,大部分患者可以长期存活,而且功能恢复也比较好。

【预防及健康指导】

(1)咽喉部位承担着呼吸、发音、吞咽、防御保护等功能,早发现、早诊断、早治疗,是咽喉部恶性肿瘤治疗最高效、最可靠、最经济的途径。当出现声音嘶哑、咽喉肿物、血痰等异常症状时,一定要引起足够的重视,查明病因,再作针对性治疗。

(2)戒烟：为自己，为爱人，为子女，为了身边的人，为了健康。

(3)减少二手烟、三手烟对自己的伤害：远离吸烟者；远离吸烟场所；开窗通风；室内适当摆放绿植，必要时可使用空气净化器；不要在吸过烟的环境中长期停留，回家后应更换衣服且洗澡；及时清洗更换可能存在三手烟的物品如衣物、窗帘、地毯、床上用品等。

(4)戒酒，临床观察和流行病学调查结果均显示酒精摄入与喉癌发生有一定相关性。饮酒患喉癌的危险度是非饮酒者的 1.5～4.4 倍。而且吸烟和饮酒有协同致癌作用。

(5)养成良好的生活习惯，无论饮食、作息、还是性生活方面，应注重卫生与节制，因为长时间频繁的病毒感染，会明显提高细胞病变的情况，所以良好的生活习惯能帮助你远离癌症的发生。

(6)注意保持口腔卫生，康复期间可遵医嘱使用漱口液、抗生素、进行口腔清洁等。愈后要每天早晚刷牙、饭后漱口，可用淡盐水或茶水漱口。

(7)合理膳食，补充足够营养物质，尤其是在患者进食不便的情况下，少量但精致的饮食是必须的。放疗、化疗期间，应食用易消化的食物。

(8)疾病一旦确诊，应积极面对，配合治疗，定期复查。

七、持续单侧头痛——"可怕"的鼻咽癌

【临床案例】

日常生活中，很多人都经历过头痛，大部分情况下这些症状都不是什么大事，可是小刘怎么也想不到，他的头痛竟然是可怕的鼻咽癌！

19 岁时的小刘总是感觉左侧头痛，而且疼痛越来越强烈，当时家人猜测是长智齿引起的，或者是学习压力太大，或者是颈椎有问题。要强的小刘为了不耽误学业，连着吃了 7 个月的止痛片。可是没想到不仅头越来越疼，还经常鼻

子流血，最后嘴都难以张开。小刘到耳鼻咽喉科做了鼻咽镜检查，发现左鼻咽部菜花样新生物，进一步做鼻咽肿物切片检查，病理报告结果发现：鼻咽部未角化型未分化癌，确诊鼻咽癌。幸运的是经过规范的放疗化疗，如今35岁的小刘已经是两个孩子的爸爸，拥有圆满的家庭。

【疾病知识】

鼻咽癌是一种原发于鼻咽黏膜上皮的恶性肿瘤，发病率为头颈部恶性肿瘤之首。由于原发部位深且隐蔽，临床表现各异，容易误诊漏诊。

1.病因

目前认为与遗传因素、病毒因素及环境因素等有关。

（1）基因与遗传因素：具有鼻咽癌家族史的人；男性比女性更常见；黄种人比白种人风险更高。

（2）环境因素：长期居住在广东、广西、福建、湖南等鼻咽癌高发地区；喜食高盐腌制食物；嗜好酒精和烟草。

（3）病毒因素：EB病毒感染者。

2.临床表现

（1）涕中带血、鼻出血、鼻塞：早期可出现涕中带血，时有时无，多未引起患者重视，瘤体增大可阻塞后鼻孔，引起鼻塞，始为单侧，继而双侧。

（2）耳鸣、耳闭塞感、听力下降：发生于咽隐窝的鼻咽癌，早期可压迫或阻塞咽鼓管咽口，引起耳鸣、耳闭及听力下降，鼓室积液，临床易误诊为分泌性中耳炎。

（3）颈部淋巴结肿大：以颈淋巴结肿大为首发症状者占60%。

（4）头痛：鼻咽病变侵犯颅底骨质、神经、血管等将引起持续性单侧头痛，其中额部、颞部、顶部和枕部较多。病情如发展到晚期，持续性头痛易被误以为是神经痛。

（5）脑神经症状：肿瘤如侵入颅内，可引起面部麻木、复视、呛咳、声嘶、伸舌偏斜等症状。

（6）远处转移：鼻咽癌晚期常向骨、肺、肝等部位转移。

【诊断与治疗】

1. 诊断

（1）若出现不明原因的涕中带血、单侧鼻塞、耳鸣、耳闭、听力下降、头痛、复视或颈上深部淋巴结肿大等症状，高度怀疑鼻咽癌。

（2）EB 病毒阳性、来自鼻咽癌高发区或有鼻咽癌家族史，均应警惕鼻咽癌可能。须进行间接鼻咽镜、电子纤维鼻咽镜、EB 病毒血清学、影像学等各项检查。

（3）对高度怀疑鼻咽癌患者行鼻咽部活检以明确诊断。

（4）鼻咽部增强 MRI 或增强 CT 检查也可进一步明确肿瘤侵犯范围的大小。

2. 治疗

（1）鼻咽癌大多属低分化鳞癌，对放射治疗敏感，因此，放射治疗为首选方案，其次为化疗或手术治疗。

（2）根据不同的分期采取个体化治疗，早期病例单纯放疗，晚期病例放疗联合化疗。

（3）鼻咽癌放疗后的 5 年生存率约为 80%。对于复发的鼻咽癌，可行鼻咽肿瘤切除手术，目前多采用鼻内镜下手术。

（4）分子靶向治疗可单独或者联合放化疗，用于晚期鼻咽癌患者。

【预防及健康指导】

（1）定期检查，有家族史等高危人群应每半年或一年到专科医院做一次例行检查。

（2）及时接收身体的信号，如果出现无明显诱因的深部头痛、擤涕或吸涕带血、颈部异常肿块、耳鸣听力下降等应及时检查。

（3）发现肿瘤，否认、焦虑、恐惧、愤怒等负性情绪是心理的正常反应，面对问题，解决问题。肿瘤的治疗是一个不容易的过程，切忌乱投医、乱吃药，以免延误治疗。

（4）放疗化疗期间注意休息，避免奔波劳累或受寒，出入公共场合做好防护。安排好工作和生活。

（5）放疗化疗可能有一系列并发症，乏力、食欲减退、骨髓抑制、胃肠道反应、皮炎、张口困难、放射性骨坏死等，应采取鼻腔冲洗、张口训练、皮肤保护等积极预见性的应对。

（6）对于放疗后残留或局部复发灶，可以手术治疗，提高晚期生活质量。

（7）鼻咽癌是治愈率较高的恶性肿瘤，规范治疗，定期复查，仍然可以拥有珍贵的人生岁月。

八、老年人听力下降——要警惕鼻咽癌作怪

【临床案例】

65 岁的刘大爷一个月前无明显诱因出现右耳听力下降，起初他自己觉得随着年龄增大，器官衰老、听力下降是正常的，并没有当回事。后经其老伴和儿子劝说来医院就诊，检查发现造成听力下降的祸根竟然是鼻咽癌。像这样因鼻咽癌造成听力下降的老年病例，在医院时有所见。

【疾病知识】

成人的听力障碍多数是由耳朵本身的疾病所致，但也有部分患者单侧的耳闭、听力下降可能是鼻咽癌的早期症状。如能尽早就诊，我们能较早发现是鼻咽癌作怪，可以在鼻咽癌早期就得到治疗。但相当多的患者并没有把听力下降当回事，也不到医院检查。待出现诸多症状再来治疗时，可能就错过了最佳治疗期，鼻咽癌已到了中晚期。晚期鼻咽癌的病情是极为严重的，可发生局部淋巴结和全身转移导致治疗失败。

1.病因

为什么鼻咽癌会造成听力下降呢？关键是肿瘤压迫咽鼓管，而咽鼓管又连

接中耳，造成听力受影响。咽鼓管与中耳相连，主要的功能是调节气压，让外耳带来的声波不受阻碍地进入内耳。鼻咽部正常，咽鼓管能够保证气压稳当，声波不会受影响。如果鼻咽部长肿瘤，就会压迫咽鼓管，中耳的气压调节会出现困难，中耳会出现负压，甚至出现积水，引起听力减退甚至耳闭。

2. 临床表现

（1）涕血和鼻出血：病灶位于鼻咽顶后壁者，用力向后吸鼻腔或鼻咽部分泌物时，轻者可引起涕血（即后吸鼻时"痰"中带血），重者可致鼻出血。肿瘤表面呈溃疡或菜花型者涕血及鼻出血症状常见，而黏膜下型者此症状则少见。

（2）耳部症状：肿瘤在咽隐窝或咽鼓管圆枕区，由于肿瘤浸润，压迫咽鼓管咽口，出现分泌性中耳炎的症状和体征如耳鸣、听力下降等。临床上不少鼻咽癌患者就是因耳部症状就诊而被发现的。

（3）鼻部症状：原发癌浸润至后鼻孔区可致机械性堵塞，位于鼻咽顶前壁的肿瘤更易引发鼻塞。初发症状中鼻塞占 15.9%，确诊时则为 48.0%。

（4）头痛：是常见的症状。临床上多表现为单侧持续性疼痛，部位多在颞、顶部。头痛产生的原因如下：

①神经血管反射性痛。

②三叉神经第 1 支（眼支）的末梢在硬脑膜处受压迫或颅底骨质破坏。

③鼻部局部炎性感染。

④肿大的颈部淋巴结，既可能压迫颈内静脉导致回流障碍而产生钝性头痛，也可能侵蚀颈椎骨质或压迫神经根引起疼痛。

【诊断与治疗】

1. 诊断

（1）老年人听力下降是多种原因造成的，那么如何判断是否与鼻咽癌有关？主要有下列特征，如果出现了以下 4 种情况或其中 1～2 种情况就要考虑是否患上了鼻咽癌，及时到医院的专科就诊：

①耳朵有堵塞感。因为鼻咽部长肿瘤，压迫咽鼓管，中耳气压减弱，就会像有东西塞在那里，还可能引起耳鸣。

②中耳腔积水会出现像洗澡时耳朵进了水的那种感觉，这是因为中耳出现负压而造成了中耳腔积水，水在耳腔中抖动引起的。

③鼻咽癌还可能出现其他一些症状，如头痛，痰和鼻涕中出现血丝。

④鼻咽癌常可出现颈部淋巴结肿大，常可在脖子上触摸到包块，肿块质地比较硬，活动度差，经消炎治疗后效果多不明显。

（2）对于鼻咽癌的检查和治疗手段现在比较成熟。检查方法主要有电子鼻咽镜和鼻内镜，可以直接发现小的病灶，如果看到细小的肿块、菜花状、息肉状、溃疡性出血等，都可能是癌细胞造成的。出现这些情况后，立即进行切片化验，就可以诊断出是否患了鼻咽癌。

（3）有些癌细胞没有伏在鼻咽的表层，而是深埋在鼻咽组织中。这样的患者可能会伴有鼻咽癌的各种症状，例如耳塞感、耳朵进水感、头痛、颈淋巴结肿大等，则应该进行鼻咽部 MRI、CT 检查，以便发现尽快治疗。

2. 治疗

（1）鼻咽癌主要以放射治疗为主，其次为化学药物治疗或手术治疗。

（2）根据不同的分期采取个体化治疗，早期病例单纯放疗，晚期病例放疗联合化疗。

（3）分子靶向治疗，应用于晚期患者或联合放化疗。

【预防及健康指导】

（1）养成良好的生活习惯，多吃新鲜的蔬菜水果。选择营养清淡易消化的食物。

（2）提高对鼻咽癌疾病的认知，早发现、早诊断、早治疗。

（3）加强锻炼，提高机体抵抗力。

（4）定期复查，放疗后 2~4 个月复查一次，以后每半年到一年复查一次，如出现异常如头痛、呕吐、视力或听力下降等及时就诊。

九、不容忽视的耳前无痛性肿块——腮腺多形性腺瘤

【临床案例】

45 岁的王女士，两年前发现左侧耳前有一个"黄豆"大小肿物，也没太在意。但近半年来，肿物已长到"鸽子蛋"大小。这究竟是什么东西？带着重重顾虑，王女士来到耳鼻咽喉科就诊，经过检查诊断王女士得了腮腺肿瘤，需要手术治疗。

"什么是腮腺多形性腺瘤？""手术伤口很大吧？会不会面瘫呀？"

让我们一起来解答王女士的疑惑。

【疾病知识】

腮腺位于两侧耳屏前和耳垂后下，是口腔颌面部三对大涎腺（腮腺、颌下腺、舌下腺）中最大的一个。它分泌浆液、黏液等涎液，经腮腺导管进入口腔，和其他大小涎腺分泌的涎液组成唾液，具有润滑口腔黏膜、帮助消化食物、抑制病菌生长等作用。

腮腺肿瘤主要分为良性及恶性，良性腮腺肿瘤以多形性腺瘤为最多见，也称腮腺混合瘤，约占腮腺肿瘤的 80%。腮腺肿瘤通常病程较长，生长缓慢，常无意或体检时发现。预后较好，但如切除不彻底，术后易复发，少数患者可恶变。

1. 病因

病因尚未明确，可能与基因突变有关，长期吸烟、口腔卫生不佳、长期辐射也可能是诱因。

2. 临床表现

（1）肿瘤生长缓慢，病程较长，可长为数年甚至十几年，早期无任何症状，常无意中发现肿瘤才来就诊。

（2）肿物大小不一，表面光滑或呈结节状，活动界限清楚，硬度不一，囊变处触之有波动感。

（3）一般不引起面神经麻痹。如果肿块增大迅速、粘连固定，以及出现疼痛或面瘫，应考虑有恶变的可能。

【诊断与治疗】

1. 诊断

（1）涎腺造影 X 线检查有助于了解肿瘤的位置及导管受压情况。

（2）B 超检查可了解肿瘤与周围组织的关系及有无囊性变。

（3）CT 检查表现为边界清楚的圆形或类圆形肿块，瘤体较大时可见颈外动脉等腮腺内血管异位征、CT 显示瘤体内有点状钙化和囊变。

（4）MRI 表现 T 加权像呈低信号、T 加权像呈等或高信号，信号强度不均匀。

2. 治疗

以手术切除为主。手术治疗原则是在保留面神经功能的基础上，彻底完整切除肿瘤。肿瘤位于腮腺浅叶做肿瘤及浅叶切除，位于腮腺深叶需做肿瘤及深叶切除。肿瘤完整切除后一般极少复发。若肿瘤残留，术后复发率可为 30% ~ 50%，少数复发者应疑有恶变。

【预防及健康指导】

（1）如果发现腮腺区有肿块，要及时到医院检查，要警惕有肿瘤性疾病的可能。

（2）发现腮腺肿瘤，建议尽早进行外科手术。如果肿瘤位于浅叶，体积较小，尽可能小切口切除肿瘤，保留大部分腺体及减轻面神经损伤；如果肿瘤体积较大或者位于深叶，早期手术，术后配合以面神经康复训练，能够缩短患者暂时性面瘫的恢复时间，减轻患者生理及心理创伤。

（3）腮腺是人体最大的唾液腺，术后涎腺瘘是腮腺手术的并发症之一。术后局部加压包扎可减少无效腔，一般包扎时间为 2 周左右；术后须清淡饮食 1 个月，避免酸性、油腻、辛辣刺激的食物，避免刺激唾液分泌；餐后刷牙漱口，保持口腔清洁。

（4）面神经穿过腮腺支配面部表情肌，术中如果损伤了面神经会导致面瘫的发生，面瘫分为永久性与暂时性面瘫。暂时性面瘫多见，随着水肿消退，或营养神经等措施可治愈。如恶性肿瘤侵犯面神经，完全切除可能会牺牲面神经，导致永久性面瘫，但可通过面神经功能康复，逐步恢复或代偿。

（5）出院后要加强锻炼，增强机体抵抗力，防止感冒。一般出院后 2 周左右来院复查。如有切口处红肿感染、隆起渗出等特殊情况应及时到医院就诊。

十、腮帮子长肉，不一定是胖了——可能是得了腮腺肿瘤

【临床案例】

42 岁的赵女士体检时发现右侧腮腺有个肿块，一直以来她都觉得是自己胖了脸上长肉的原因。她来到耳鼻咽喉科就诊，医生仔细摸了摸赵女士耳后下方肿块，经检查确诊为腮腺肿瘤。医生提醒：耳下长肿块，不痛不痒，很容易被认为是长胖的原因从而忽视了腮腺肿瘤。

【疾病知识】

腮腺肿瘤并非罕见疾病，腮腺肿瘤可发生在任何年龄段，且男女都可能患此种疾病。幸运的是，腮腺肿瘤中，良性肿瘤占 70%～80%，其中多形性腺瘤最为常见。恶性肿瘤占少部分，黏液表皮样癌多见。

1. 病因

腮腺肿瘤确切病因不明，但其诱因有很多方面，营养不良、曾患有其他腮

腺疾病、吸烟等。此外,家族遗传病史、个人体质、生活习惯、外界刺激等多种因素也可引发。

2.临床表现

腮腺区肿瘤不容易发现,只有在洗脸或没事摸耳垂的时候偶然发现。临床上可触摸耳垂下方腮腺区不疼不痒的肿块,病程可为数十年,这也是患者常常不能引起重视的原因。只有肿瘤长大引起面部明显突起畸形影响美观才引起患者重视,如出现短期内迅速长大,或有同侧面瘫(口角歪斜,鼻唇沟变浅,额纹消失,闭眼不全等),或肿瘤固定疼痛,则肿瘤可能发生恶变。

【诊断与治疗】

1.诊断

(1)腮腺肿瘤的诊断有很多途径,例如 B 超、CT、MRI、细针吸活检诊断等。

(2)腮腺肿瘤术前一般不做活检,因为无论良、恶性肿瘤,均有发生肿瘤细胞种植的危险。

(3)细针吸活检可以提高术前诊断准确率。采用外径为 0.6 mm 的细针头,吸取少量组织,涂片做细胞学检查,判断肿瘤性质。但细针吸活检有其局限性,获取组织很少,组织涂片难以概括肿瘤全貌,位置深的小肿瘤可能漏诊。

(4)腮腺肿瘤的确诊常依赖于肿瘤全部切除后的石蜡切片诊断。

2.治疗

(1)由于腮腺肿瘤病理分类较多,解剖结构特殊,若处理不当肿瘤极易复发,面神经可能永久损伤,给患者带来极大的痛苦。因此第一次手术是患者获得良好预后的重要保障。

(2)目前多采用瘤体腺体一并摘除术,以防肿瘤复发。

(3)腮腺肿瘤术后观察和随访非常必要,患者应定期按时复诊。

【预防及健康指导】

(1)术后应保持伤口清洁、干燥,伤口拆线前不要沐浴、洗头,以免引起伤口感染。

(2)应避免进食辛辣、酸性、刺激性食物。保持口腔卫生,餐后、睡前漱口,以防止伤口感染。

(3)由于术中需要解剖面神经,可能会造成口角歪斜、流涎。随着面神经功能恢复这些症状将会改善或消失。

(4)伤口敷料要保持一定的压力,促进创面愈合,不要随便揭开敷料,以免伤口包扎过松而加重术区肿胀。同时加压包扎也是为了促进残余腺体萎缩,避免涎瘘的发生。

综合篇

第一章　气管食管异物

一、小小鱼刺，可能惹大祸——食管异物导致主动脉弓破裂

【临床案例】

新春佳节，年年有余（鱼）。张奶奶却因小小鱼刺，命悬一线。除夕夜，张奶奶家人准备了一桌丰盛的年夜饭，其中就有一盆奶奶最爱的雄鱼火锅，没想到才吃两口饭，张奶奶就被鱼刺卡了，考虑到是过年，张奶奶没吭声，吞了几口干饭以为能把鱼刺咽了下去，结果不行。张奶奶又想起一个民间绝招——喝醋软化骨头。两天后，张奶奶咽痛加重出现呕血才和家人说了卡鱼刺的事，到医院做 CT 检查显示鱼骨已扎破食管刺伤了主动脉，救治过程中主动脉弓又发生破裂出血，鲜红色血液喷涌而出，经耳鼻咽喉科、胸外科、血管外科医生联合施行开胸手术才挽回了张奶奶的生命。

耳鼻咽喉科医生介绍，因食管异物导致主动脉破裂的急救手术，死亡率极高，此前国内极少有抢救成功的案例，因此从根源上对食管异物进行预防和及时对症处理非常重要。

【疾病知识】

食管位于后纵隔，邻近主动脉、气管、心脏等多个重要的组织结构，若对异物处理不及时或处理方式不当则容易导致主动脉破裂，造成严重并发症，甚至危及患者的生命。

1. 病因

食管异物是常见病、多发病，多见于老人及儿童。常见病因有：

（1）老年人牙齿脱落或使用义齿，咀嚼功能较差，口内感觉欠灵敏，食管入口较松弛等，易误吞牙齿或大块食物。

（2）小儿磨牙发育不全，食物未经充分咀嚼或有口含小玩具的不良习惯，是小儿发生食管异物常见原因。

（3）成人进食匆忙或进食时说笑，容易误吞大块食物或带刺食物。

（4）成人因自杀企图等自主行为吞咽各类较大物品，而形成食管异物。

（5）食管本身的疾病如食管狭窄或食管肿瘤时引起管腔变细，也是食管异物发生原因。

2. 临床表现

（1）异物梗阻感：若异物在颈部食管时则症状更为明显，患者通常可指出异物在胸骨上窝或颈下部；若异物在胸段食管时，可有胸骨后异物阻塞感。

（2）吞咽疼痛：疼痛程度因异物形状、大小与性质及有无继发感染等而不同，胸段食管异物则出现胸骨后疼痛，可放射至背部；食管穿孔并发纵隔感染与脓肿时，疼痛加剧，伴有高热等全身症状。

（3）吞咽困难：异物较大、尖锐性异物或继发感染时，可完全堵塞不能进食，严重者饮水也困难，可伴有流涎、恶心、反呕等症状。

（4）呼吸道症状：异物较大，向前压迫气管后壁，或异物位置较高未完全进入食管内，外露部分压迫喉部时，均可出现呼吸困难。

（5）发热：引起食管炎、食管周围炎、纵隔炎和颈深部感染等并发症时，患者可有体温升高、全身不适等症状。

（6）食管异物致食管破裂而引起感染者发生食管周围脓肿或脓胸，则可出现胸痛，损伤血管则可有出血、黑便等。由于机械性梗阻导致摄入量不足可能会继发脱水、营养不良、酸中毒等症状。

【诊断与治疗】

1. 诊断

（1）根据患者明确的异物误吞史，并有咽下困难、疼痛或其他症状，可初步诊断为食管异物。

（2）X 线、CT 或 MRI 检查可明确异物位置、大小、性质以及与周围血管关系。

（3）对于位置较浅的异物可行喉镜检查明确诊断。对位置较深的异物行食管镜或胃镜检查，可作为最后的诊断依据。

2. 治疗

（1）位于咽部、扁桃体附近等位置较浅的异物，医生在门诊直视下即可用镊子或异物钳将异物取出；直视下未能发现异物，或位置较深，或患者咽反射明显不能配合，可借助喉镜取出异物；仍未发现异物或喉镜下不能取出者可行胃镜或食管镜检查取出异物。

（2）而对于一些较大的、形状不规则或者位置特殊的更为复杂的情况，可能还需要联合胸外科进行开胸手术。

【预防及健康指导】

（1）进食时要细嚼慢咽，不要高谈阔论，儿童不要嬉笑跑闹，尤其在吃带有骨刺类的食物时。

（2）教育儿童不要养成将硬币或玩具放入口内玩耍的习惯。

（3）睡前、全麻或昏迷患者，应将活动的义齿及时取下。

（4）误吞异物后，应先立即停止进食，任何情况下都不要使用喝醋、大口吞饭等"土方法"处理，以免异物深入导致取出的难度增加。

（5）怀疑有食管异物的患者应尽早明确诊断，尽早取出异物，以免炎症加重及并发症的发生。及时取出异物是最根本的治疗方法，绝大多数异物可在直接喉镜或纤维电子食管镜下取出异物。

二、小儿肺炎久治不愈——警惕气管、支气管异物

【临床案例】

小明，男，5 岁。多次诊断为上呼吸道感染，药物治疗后仍未改善，夜间咳嗽加重，严重影响到日常生活。胸部 X 线检查提示为肺炎，使用抗生素后，效果不好，遂来上级医院进一步就诊。在医生追问病史时，孩子妈妈说："他最近没有感冒，也没有其他病史。只是 10 天前吃瓜子时摔了一跤哭了几声，当时有呛咳，但后来也没事了，我也就没太在意。"医生强调，儿童的咳嗽反射没有发育健全，在吃东西时跑、跳、嬉笑等都很容易将食物呛入气道。若有突然发生而又久治不愈的咳喘，并伴有或不伴有发热、憋气，应考虑气管支气管异物。幸运的是，完善检查后医生为小明成功地进行了手术，在其右侧的支气管里取出了瓜子仁。经过术后的用药及护理，患儿咳嗽症状消失，顺利出院。

【疾病知识】

气管、支气管异物是耳鼻咽喉科常见的临床危急重症之一，也是造成儿童意外伤害的重要原因之一。其可分为内源性异物和外源性异物：前者为呼吸道内的假膜、干痂、血凝块、干酪样物等，后者是外界物误吸入气管、支气管内，如植物性、动物性、矿物性和化学品等。临床上气管、支气管异物以外源性异物多见，多发生 5 岁以下儿童，3 岁以下最多见。治疗不及时可发生急性上呼吸道梗阻等，严重时可危及生命。

1. 病因

(1)儿童之所以容易发生气道异物，是因为小儿的磨牙尚未发育，咀嚼功能不完善，不能将花生、瓜子、豆类等硬质或带核食物嚼碎，加之喉防御反射功能不健全，哭闹、跌倒或嬉笑时，食物容易误入气道，这是气道异物常见的原因。

(2)儿童进食时哭闹或嬉笑，口含玩具玩耍，部分幼儿将针、钉及纽扣、笔帽类等含于口中，深吸气时吸入气道，或者突然说笑时发生误吸，导致气道异物。

2. 临床表现

(1)气管异物：异物进入期，突然发生剧烈呛咳、憋气、作呕、呼吸困难甚至窒息；特征性症状有撞击声、拍击感、哮鸣音。常有持续性或阵发性咳嗽。病史长的患儿往往表现为反复阵发性咳嗽伴呼吸喘鸣。

(2)支气管异物：症状变化较大，有的异物在支气管内数年可无症状，但若堵塞双侧支气管，可短时间内出现窒息死亡。

(3)发热：异物存留时间较长者，炎症加剧，可并发支气管炎和肺炎等，出现发热。

【诊断与治疗】

1. 诊断

(1)异物吸入史是重要的诊断依据，如儿童口含异物，哭、笑、玩闹过程中突然发生剧烈呛咳，此后出现反复阵发性咳嗽憋喘。但部分患儿，异物史不明确，若有突然发生而又久治不愈的咳喘，并伴有或不伴有发热、憋气，应考虑气管、支气管异物。

(2)体格检查具有采集便利、诊断灵敏度高的特点，是快速诊断的关键。全身检查应注意有无呼吸困难及心力衰竭等危及生命的情况。仔细听诊两侧肺部，注意呼吸音的差别，是否有哮鸣音等，以及伴随的肺炎、肺不张、肺气肿的体征。

（3）影像学检查。

①X线检查可明确诊断金属类不透光的异物，但对植物类可透光异物不能直接诊断，疾病早期透视肺部基本正常。

②肺部CT检查有助于对诊断困难的病例明确有无异物并确定其阻塞部位。

（4）支气管镜检查是气管、支气管异物确诊的金标准。可直接明确诊断并了解异物大小、形态、性状及所处位置，同时又是异物取出的有效治疗手段。

2.治疗

气管、支气管异物有危及生命的可能，而且取出异物是唯一有效的方法。因此，及时明确诊断，尽早取出异物，可防止窒息及其他呼吸道并发症的发生。

【预防及健康指导】

（1）呼吸道异物是常见的儿童意外伤害之一，也是一种完全可以预防的疾病，应加强健康教育，提高人们对此疾病危险性的认识，了解预防知识防止再次发生。

（2）教导儿童不要养成口内含物的习惯；当儿童口含食物时，不要引逗其哭笑；发生呕吐时，应把头偏向一侧，避免误吸；咽部有异物时设法诱导其吐出，不可用手指挖取；小于3岁儿童应尽量少吃干果、豆类。

（3）小件物品应放在儿童拿不到的地方，年幼儿童需在成人监护下玩耍。

（4）一旦发生异物吸入则应迅速使用海姆立克急救法去除异物，同时紧急将患儿送至有条件取气管异物的医院。途中注意尽量减少各种刺激，避免患儿哭闹、咳嗽，保持安静。

第二章　颈部肿物

一、不痛不痒的颈部肿物莫大意——异位食管异物

【临床案例】

30 岁的小李颈部长了个不痛不痒的肿块，有乒乓球大小。他担心自己的身体可能出了大问题，于是赶紧到医院就诊。医生接诊后发现，小李的情况和以往病例不同，没有任何病变的情况，也没有明显症状。经过详细了解，决定为患者手术取部分组织进行病理检查。手术过程中，切开肿块却在里面找到了一根细长的鱼刺。原来半年前小李吃鱼头火锅时，不小心被一根鱼刺卡到了，当时感觉咽喉部疼痛、异物感，于是立即强吞了几口饭团和蔬菜，后面感觉咽部异物感消失，疼痛也慢慢减轻，以为鱼刺被咽进肚子了，就没有放在心上，也没去医院检查。哪知这根鱼刺竟然"溜"进了颈部肌肉间隙，引起局部炎症与增生。

医生介绍，若误吞鱼刺、碎骨等尖锐物体，位置较深，有时喉镜很难发现，需要通过 B 超或 CT 检查才能找到。误食异物不可大意。

【疾病知识】

颈部的边界解剖位置为：上部以下颌下缘、乳突至枕外隆突的连线与头面部分界；下部以胸骨颈静脉切迹、胸锁关节、锁骨与肩峰的连线与胸部、上肢、背部分界。当颈部出现肿物，应引起重视。

1.病因

颈部肿块通常分为三类，即炎性病变、良性病变和恶性肿瘤。

（1）炎性病变包括淋巴结的急慢性炎症和结核、涎腺炎性肿块以及异物所致形成特殊包块。

（2）良性病变包括先天性疾病及良性肿瘤。

（3）恶性肿瘤包括原发恶性肿瘤及淋巴结转移癌。

2.临床表现

颈部肿块疾病种类较多，情况复杂多样，典型症状：

（1）颈部肿块，颈部增粗，发现颈部局部有突出的包块。

（2）疼痛，多见于炎性病变。

（3）肿块压迫相关症状：吞咽困难、声音嘶哑、呼吸费力。

【诊断与治疗】

1.诊断

颈部肿块病变多样，表现各异，治疗方法也不同，应根据病史、体格检查、影像学检查、组织活检等明确诊断。

（1）仔细询问病史应注意患者的年龄和性别。儿童以先天性囊肿和血管瘤居多。高龄男性的恶性肿瘤比例较高。同时还要注意病程的长短。如果颈部肿块已存在数年以上（甲状腺颈转移癌除外）一般为良性或先天性病变。如果颈部肿块1~2周内迅速长大，并伴有反复肿胀和消退，多为炎症性肿块，恶性病变的可能性较小。绝大多数颈部转移癌病史较短，数月内渐进性增大。因此病程的长短可作为诊断的参考依据。病程为数天的，多为炎症；病程数月的，多为恶性肿瘤；病程为数年的，多为良性肿瘤或先天性病变。

（2）触诊是发现和诊断颈部肿块的重要方法。体检时注意颈部肿块的位置、大小、硬度、有无搏动、压痛及放射痛以及活动与否。除淋巴瘤较韧外，恶性肿瘤一般较硬，晚期活动度小。转移癌可以出现多个肿块，压痛不十分明显。囊性肿物多为良性肿瘤，如腮裂囊肿、囊性水瘤、表皮样囊肿等。神经鞘瘤、神经纤维瘤多较硬，活动度较小，或左右活动度较大而上下活动度小，可伴有沿神经走行方向的放射针刺感和麻木感。颈动脉体瘤可触及搏动感，或听诊器闻及血管杂音。

（3）影像学诊断可用超声、CT、MRI、PET-CT 等影像学检查加以辅助。

（4）细针抽吸细胞学检查、颈部肿块活检可进行确诊。

2.治疗

颈部肿块治疗方案的选择根据肿块的性质、患者的年龄、肿瘤的大小范围及全身情况等来决定，强调个性化治疗。

（1）先天性颈部肿块和良性肿瘤性颈部肿块，以手术切除为主。

（2）炎症性颈部肿块以抗感染治疗为主，结核性肿块必须进行抗结核治疗。

（3）原发恶性肿瘤应根据肿瘤病理性质，采取手术切除、放疗、化疗等综合治疗。

（4）继发恶性肿瘤应积极寻找原发灶，根据原发病灶性质，采取相应治疗。

【预防及健康指导】

（1）脖子长肿块不可小视，也不必过度恐慌。

（2）对于广大群众而言，可以通过以下原则来初步判断：会动的比不动的好、软的比硬的好、光滑的比粗糙的好、痛的比不痛的好、会变大会变小的比只大不小的好。

（3）早发现、早诊断、早治疗是消除疾病的最好办法，当触及颈部存在异常包块或颈部疼痛等症状时，应及时就医。

二、时大时小的颈部正中肿物——甲状舌管囊肿

【临床案例】

冬冬，男，7岁。10天前，冬冬妈妈早上给他洗脸的时候发现孩子颈部鼓起，用手一摸感觉里面有东西似的，但由于不痛不痒，考虑到要上学，就未再理睬。10天过后颈部肿物不但没有消减反而越长越大，好在没有发烧和局部红肿、破溃。趁着假期，妈妈带着孩子来到医院耳鼻咽喉科就诊。医生触诊发现颈部喉结处可扪及一约2.0 cm×2.0 cm大小肿物，质韧，边界欠清，活动尚可，未扪及波动感，无明显压痛，颈软，颈静脉无怒张，气管居中，甲状腺无肿大。医生结合病史及检查结果诊断为甲状舌管囊肿。

【疾病知识】

甲状舌管囊肿又称甲舌囊肿，是颈部常见的先天性疾病。在胚胎发育期，甲状舌管未退化或退化不全而形成先天性囊肿。囊肿可发生于颈前正中舌盲孔至胸骨切迹之间的任何部位，以舌骨体上、下为常见，有时可偏向一侧。多在青少年期发病，也有因无感染或进展缓慢到中年甚至老年才发病。

1.病因

甲状腺始基在胚胎发育第4周时自咽前向颈部移行，以后下降形成甲状舌导管，在胚胎发育第8~10周时导管逐渐萎缩消失，起始处仅留有一浅凹，即舌盲孔，远端形成甲状腺。如果甲状舌管不消失，残存的上皮组织聚集，可形成囊肿。如果合并有感染，可出现局部红肿、破溃，形成瘘管。

2.临床表现

(1)患者偶尔有咽部不适或颈部胀痛感,一般多无特殊症状,常无意中或体检时发现。

(2)囊肿大小不一,可发生于颈中线,下巴下缘至胸骨上缘之间均可以发生。囊肿表面光滑,边界清楚,无压痛,可随吞咽上下移动。

(3)当合并声音嘶哑、吞咽困难、发音困难、呼吸急促,应当考虑甲状舌管囊肿向喉内扩展的可能。

(4)当发生感染时,囊肿可迅速增大并伴有局部疼痛和红肿。

【诊断与治疗】

1.诊断

(1)超声检查为首选检查项目。可鉴别肿块是囊性还是实质性,也可用于排除异位甲状腺。

(2)CT 检查可了解肿物的性质、大小及与周围组织的毗邻关系。确定囊肿与舌骨的典型相邻位置关系来协助确诊甲状舌管囊肿,而且可以显示囊肿的大小、范围和位置,还能识别正常的甲状腺组织。囊壁增厚提示合并感染。

(3)囊肿穿刺可抽出黄色稀薄或黏稠性液体。

(4)病理检查是疾病最终确诊的重要依据。病理报告显示有大量脱落的上皮细胞。

2.治疗

手术彻底切除囊肿或瘘管是主要治疗方法。颈部甲状舌管囊肿无感染者,应尽早手术,若合并感染、局部脓肿者,应先使用抗生素控制感染,待炎症消退再行手术。

【预防及健康指导】

(1)当患者观察到颈部有包块或者合并感染,应及时或立即就医。同时加强对该疾病相关知识的学习与了解。

（2）日常生活中少吃腌制品比如咸菜、辣条等。饮食中多吃蔬菜水果、谷物，鱼肉蛋奶均衡搭配，少吃辛辣油腻等食物，戒酒。加强锻炼，增加机体抵抗力，防止感冒。

（3）保持局部伤口敷料清洁干燥，防止再次感染。

（4）定期门诊复查，如有不适，及时就诊。

第三章　其他

一、儿童反复肺炎，迁延不愈——可能是气管、支气管炎在作怪

【临床案例】

朵朵，女，2岁。半个月前出现咳嗽，喘息症状。起初患者家属认为是肺炎，在诊所多次打针吃药但依然还是咳嗽不停，于是家属带她来医院就诊，检查发现造成朵朵反复肺炎迁延不愈的居然是气管、支气管炎。

【疾病知识】

气管、支气管炎好发于春冬季节。多由感冒发展而来，初期感冒没有好转，进一步发展为气管、支气管炎。当病毒入侵支气管上皮细胞后，导致炎症细胞激活，释放炎症因子，这些炎症因子会损伤支气管上皮同时导致其敏感性明显增高，因此气管、支气管炎咳嗽症状时间长，大多数家长将此误以为是疾病没有好转而一味地使用止咳药。殊不知咳嗽是属于人体自身的一种保护性机制，机体通过咳嗽反射将呼吸道分泌物和有害因子排出体外。

1. 病因

(1) 凡能引起上呼吸道感染的病原体皆可引起支气管炎。

(2) 病原体为各种病毒、细菌或病毒与细菌的混合感染。

(3) 特异性体质、免疫功能失调、营养不良、佝偻病、慢性鼻窦炎等患儿常易反复发生支气管炎。

(4) 气候变化、空气污染、化学因素的刺激也为本病的发病因素。

2. 临床表现

(1) 体温高低不一，体温多在 38.5℃ 左右。

(2) 反复咳嗽、逐渐加重是支气管炎的突出表现，可伴有咳痰、气喘，甚至出现呼吸急促和呼吸困难，年长儿偶见咯血。咳嗽起初为刺激性干咳，1~2 天后支气管分物增多，咳有痰声。痰由黏液变为黏液脓性。

【诊断与治疗】

1. 诊断

(1) 以咳嗽为主要症状，继发于普通感冒、流行性感冒等病毒性感染引起的并发症，也可能由细菌感染所致，常因气候变化而发作，大多有上呼吸道感染的症状。

(2) 肺部听诊早期喘鸣音为主，继之出现湿啰音。呼吸音粗糙，少许有干啰音，呼吸急促。

(3) X 线检查可见肺纹理增粗。双肺透亮度增强或有小片阴影和肺不张。

(4) 实验室检查可见白细胞正常或轻度增加。血气分析可见低氧血症以及动脉血二氧化碳分压降低或升高。有条件可做呼吸道分泌物病毒快速诊断，以明确病毒种类。

2. 治疗

(1) 控制感染，急性支气管炎如为细菌感染，可选用抗菌药物。

(2) 对症治疗。

①若痰黏稠不易吸出，可用雾化吸入治疗。

②频繁干咳影响睡眠及休息，遵医嘱可服少量镇咳药物，但应注意避免用药过量及时间过长，影响纤毛的生理性活力，使分泌物不易排出。

【预防及健康指导】

(1)饮食清淡，注意营养丰富、均衡。多食水果蔬菜。适当多吃高热量、高蛋白质的食物，如鸡蛋、瘦肉等，保证机体摄入足够能量。注意限制盐分摄入，不吃油腻、生冷、辛辣刺激性食物，多喝水。

(2)要增强身体抵抗力，加强锻炼，多休息，注意手卫生和开窗通风，并且关注气温变化和寒冷季节，给儿童适当增减衣物，防止感冒。

(3)针对某些常见细菌和病毒病原，进行疫苗接种预防感染。

(4)流感流行季节时，儿童应减少前往人员密集的公共场合，外出时做好防护措施，戴好口罩。

二、夏天贪凉，面部神经易"受凉"——小心面神经炎

【临床案例】

炎炎夏日，空调房成为避暑的好地方，空调温度一降再降，殊不知，夏天过分贪凉，人不仅容易感冒，连面部神经也容易受损。36岁的张先生因为怕热睡觉时空调温度开得过低，且让空调风对着身体吹，一觉醒来，他发现自己口角歪斜、眼睑不能闭合，左侧面部肌肉瘫痪，这可急坏了一向注重外表的张先生，他赶紧到医院就诊，经医生仔细询问病史，结合检查结果后告知，原来他是患上了面神经炎。随着人们生活水平的提高，像张先生这样的例子也越来越多，因此当务之急是要提高人们对面神经炎的认识。

【疾病知识】

面神经炎又称贝尔面瘫，是一种特发性面神经瘫痪，系指面神经管内段面神经的一种急性非特异性炎症导致的周围性面瘫。

面神经是第七对脑神经，由感觉、运动、和副交感神经纤维组成，分别管理舌的味觉，面部表情肌运动及支配舌下腺、下颌下腺和泪腺的分泌。

1.病因

（1）与局部营养神经的血管受冷而发生痉挛有关，导致面神经分布区域缺血、水肿、受压而发病。

（2）与病毒感染有关，如疱疹病毒等。

2.临床表现

（1）通常呈急性起病，一侧面部表情肌突然瘫痪，于几小时或数天内达到顶峰。在起病前几天可有同侧耳后、耳内、乳突区的轻度疼痛。多数患者往往于清晨洗脸、漱口时突然发现一侧面颊动作不灵、嘴巴歪斜。

（2）患侧面部表情肌完全瘫痪者，额纹消失，眼裂扩大，鼻唇沟平坦，口角下垂，露齿时口角歪向健侧。患侧面部不能做皱额、蹙眉、闭目、鼓气和噘嘴等动作。闭目时，因眼球转向上方露出角膜下缘的巩膜，称为贝尔（Bell）现象。

（3）鼓颊和吹口哨时，患侧口唇不能闭合而漏气。进食时，食物残渣滞留于病侧的牙颊间隙内，并常有口水自该侧淌下。泪点随下睑外翻，泪液不能按正常引流而外溢。患侧的角膜反射减弱或消失，面部感觉检查完全正常。

【诊断与治疗】

1.诊断

面神经炎起病急、多数患者为一侧发病常有受凉吹风或者病毒感染的病史，有的患者伴随有耳后、耳内疼痛等不适症状；根据疾病分期分为 3 期，急性期：发病 15 天内；恢复期：16 天至 6 个月内；后遗症期：发病 6 个月以上。

临床上通常采用以下检查来辅助诊断：

(1)神经电生理检查检测技术是一种能够快速检测面神经功能的手段，对临床具有指导意义，能够为临床预测预后及治疗方法的选择提供参考。

(2)常规 MRI 与高分辨磁共振头面部神经学多模态成像检查，面神经的MRTA 和内听道 MRI 检查可用于排除听神经瘤、胆脂瘤、面神经瘤、脑膜瘤等肿瘤。

(3)超声检查可以评估面神经的大小、回声和血流。

2.治疗

(1)面神经炎的治疗原则以消除局部炎症、水肿，促进神经功能恢复为主。

(2)面神经炎急性期：休养生息，减少不良刺激，着重加强神经保护。

(3)恢复期和后遗症期：积极神经修复，适度激活冬眠神经，促进神经良好再生。

(4)临床上常采用中西医结合的方式进行针对性治疗，同时尽可能及早进行面肌功能锻炼，促进疾病恢复。

【预防及健康指导】

(1)注意休息，避免身体过度疲劳，不熬夜酗酒，养成良好的生活作息和饮食习惯，提高患者的机体免疫力。

(2)调查显示心理因素是引发面神经麻痹的重要因素之一，因此保持放松的心情，学会释放压力，避免情绪紧张激动。

(3)寒冬季节避免颈面部直接吹风受寒，外出时可戴围巾进行保暖；夏季房间空调温度不可调得过低，室内与室外温度相差不宜太大，忽冷忽热的刺激容易诱发面神经炎的发生。

(4)坚持面肌功能锻炼，科学有效地进行面部肌肉的康复训练，如：抬眉、鼓气、双眼紧闭以及张大嘴等。

(5)加强心理支持，一旦患有面神经炎容易产生容貌焦虑，因此，及时进行心理疏导，告知疾病转归及预后、积极配合治疗尤为重要。

(6)清淡饮食，荤素搭配，营养均衡，忌食辛辣刺激性食物。

三、发作性咽痛——警惕无痛性心肌梗死

【临床案例】

68 岁的赵大爷，突发咽痛 3 天，咽喉发干，以为是咽炎自行买药吃后仍不能缓解，于是到医院就诊，医生查看了赵大爷的咽喉，发现喉部仅仅只是有点充血，并无大碍，怎么会咽痛到吃药都不能缓解呢？经验丰富的医生立即给赵大爷做了心电图，心电图显示：急性心肌梗死。原来造成赵大爷咽痛的原因并不是简单的咽炎，而是病情非常紧急凶险的心肌梗死。医生强调心肌梗死并不是所有患者都会出现典型的胸痛、胸闷等症状，有相当一部分心肌梗死患者体现在身体其他部位的疼痛，由于这些症状与"心脏"似乎沾不上边，常常会被误认为是其他疾病。赵大爷便是如此，他的疼痛部位在很容易误诊的咽部。心肌梗死是一种严重的冠心病，常可导致心律失常、心力衰竭、休克等并发症，危及生命。

【疾病知识】

心肌梗死是由于心脏的动脉血管（冠状动脉）血液急剧减少或中断，导致心脏肌肉因缺血缺氧而发生心肌缺血性坏死。急性心肌梗死是威胁我国居民健康的可怕"杀手"。

1.病因

由于发生心肌梗死时酸性代谢产物刺激交感神经产生痛觉，痛觉可通过身体的内脏神经系统放射到其他部位，因此冠心病患者出现各种"奇奇怪怪"的痛，这种现象被称为异位心绞痛。

2.临床表现

（1）多数患者在发病时表现为急性胸痛、胸闷，伴有出冷汗、恶心、头晕、

呼吸困难等症状。

（2）在临床上其实要更加留意、警惕不典型的无痛性心肌梗死的发生，据统计老年人急性心肌梗死无痛性多见，占 15%~75%，80 岁以上的急性心肌梗死患者，无痛性心肌梗死可达 63.6%。有一部分冠心病患者心绞痛发作时只是胸闷，并不痛，但其实这类胸闷的出现等同于胸痛心绞痛发作时。

（3）异位心绞痛：如有的表现为牙痛、咽痛、卜颌痛等，有的甚至表现为上腹痛、颈部等部位疼痛。

【诊断与治疗】

1.诊断

（1）2000 年，欧洲心脏病学会（WSC）、美国心脏病学会（ACC）、中华医学会心血管病学分会根据目前临床实践，流行病学研究和临床试验结果对急性心肌梗死作出的新的定义必须至少具备下列三条标准的两条：

①缺血性胸痛的临床病史；

②心电图动态演变；

③心肌坏死的血清心肌标记物浓度的动态改变。

（2）临床上胸痛的原因有很多，甚至有一部分患者并没有胸痛，因此最新的专家共识只要肌钙蛋白异常升高，即可诊断急性心肌梗死。已经普及到基层的心电图检查，在急性心肌梗死的诊断和治疗上起着独特作用。出现下列心电图改变者，即可诊断急性心肌梗死：

①ST 段显著抬高与压低；

②已有的 Q 波增深增宽；

③出现新的病理性 Q 波或 QRS 波；

④T 波的演变过程。

（3）非典型的心肌梗死诊断比较困难，应及时做心电图和血清酶学检查，而且检查一定要细致，病史的询问很重要。

2.治疗

（1）对急性心肌梗死患者而言，必须强调早期诊断治疗。缩短早期救治时间是挽救心肌、挽救生命的最有效途径。

（2）如果出现了急性心肌梗死的表现，首先要拨打 120 急救；另外一定要在 120 分钟内通过溶栓治疗、急诊冠脉造影加球囊扩张及支架植入或者急诊搭桥开通堵塞的冠状动脉，挽救心肌，改善预后。

【预防及健康指导】

（1）养成良好的生活习惯，肥胖是诱发心梗的重要因素。另外熬夜、重油重盐等不良生活方式也是导致心肌梗死年轻化的主要原因。因此要多吃新鲜蔬菜水果，少吃高脂肪高热量食物，多吃低脂高纤维食物；饭菜不要过咸，以清淡为宜；戒烟限酒，切忌暴饮暴食；不要用力解大便；熬夜伤身，养成良好的作息。

（2）适当的运动如慢跑、快步走、打太极、广场舞等，增加心脏供血供氧，改善心肺功能，避免搬抬重物或过度疲劳，注意劳逸结合。

（3）保持稳定的情绪和充足的睡眠，不可大悲大喜，情绪激动紧张。保持愉悦的心情，释放压力。

（4）一旦身体疼痛发作切不可大意，需警惕无痛性心肌梗死的发生，立即就医。如果怀疑发生急性心肌梗死时，首先不要惊慌，立即卧床休息，尽可能减少活动，记住两个 120：一是拨打救护车 120，等待救援；二是 120 分钟内开通阻塞的血管，避免心肌损害。

四、不明原因发生声音嘶哑——警惕肺部肿瘤

【临床案例】

60 岁的赵叔叔两个月前声音突然嘶哑，以为是感冒、上火、咽炎犯了，便在家自行吃药休息缓解，但一直没恢复，严重影响了日常生活交流，于是他来

到医院就诊,做了喉镜发现左边声带固定不动了。医生给他做了进一步的检查,结果发现导致声音嘶哑的元凶竟是肺部肿瘤。医生提醒,一般来说用嗓过度或炎症引起的声音嘶哑,通常经过两周左右时间休养或抗炎治疗症状会有明显的改善;如果声音嘶哑两周以上仍然没有改善,就必须引起重视,及时就医,警惕肿瘤的发生。

【疾病知识】

在中国,肺癌不论是发病率还是病死率都是排名第一的肿瘤疾病。发现晚、就诊晚,是肺癌病死率高的重要诱因之一。由于肺癌早期就能发生转移且发展迅速,早期肺癌大多无明显症状,近80%的肺癌患者在确诊时已属中晚期,从而错失最佳治疗时机,导致肺癌患者总体预后不佳。

1.病因

肺癌引起的声音嘶哑是肿瘤或转移瘤侵犯和压迫喉返神经走行区所致,这种声嘶多突然而至,进展迅速甚至出现完全失声的特点,可以伴有咳嗽、胸痛等症状,也可以不伴有其他症状。

2.临床表现

(1)咳嗽:当出现不明原因的反复咳嗽,明确没有外部环境刺激及上呼吸道感染就应该提高警惕。肺癌患者早期可出现2~3周咳嗽,且应用止咳药物治疗后效果不佳。恶性肿瘤一旦侵犯了血管,可导致血管破裂,就会出现痰中带血或咯血,应该引起高度重视,并尽快前往医院进一步检查。

(2)胸部疼痛:部分肺癌患者可出现咳嗽时伴有胸痛的异常表现。这是由于肿瘤组织持续生长,侵及胸膜、神经或骨骼肌肉。这时,胸、背、肩部可出现间歇性、持续性疼痛。

(3)持续低热:有些肺癌患者早期会出现反复性、持续性的发热,尤其是40岁以上的男性烟民出现全身炎症反应,或者肿瘤组织并发了坏死和感染,可以出现长时间或间断发烧,应用退烧药、消炎药治疗效果亦不佳。

(4)声音嘶哑:声音嘶哑是肺癌早期的另一症状。如果肺癌生长部位距咽喉较近,易侵袭控制声带的喉返神经,此时出现逐渐加重的声音嘶哑。据统计有 20%~30% 的肺癌患者可在疾病的不同时期出现声音嘶哑。

(5) 胸闷气短：胸闷、呼吸困难是各类型肺癌中比较常见的症状，肿瘤导致大气道通气受阻，就会造成胸闷和呼吸困难。早期肺癌胸痛较轻，主要表现为闷痛、隐痛，部位不一定，而胸痛剧烈无法忍受则已经发展到肺癌晚期。

(6) 当肺部肿瘤侵袭身体其他系统则会出现肺外综合征，包括内分泌、神经肌肉、结缔组织、血液系统等，又称为副癌综合征。

【诊断与治疗】

1. 诊断

(1) 胸部 X 线检查是肺癌初筛的首选检查方式，并常被用于术后复查。中央型肺癌在早期可无异常胸部 X 线征象。

(2) CT 检查作为当前临床应用广泛的检查之一，其中增强 CT 可以通过观察注射的造影剂是否显影强化来帮助临床医生进一步分辨肿瘤组织。CT 检查是对高危人群肺癌进行筛查可靠的基础检查手段。

(3) PET-CT 检查常应用于肺癌高危实性结节或部分实性结节的诊断，可有效地为临床医师提供相应的功能学信息和解剖学信息，当存在多个结节时还可为选择哪个结节进行活检提供参考意见，为肺癌的诊断、性质鉴别提供全面的评估信息，其在肺癌的诊断、分期、疗效监测及预后评估等方面发挥重要作用。

(4) 纤维支气管镜常用于肺癌的诊断和治疗。纤维支气管镜可通过活检、刷检、灌洗等一系列方法对肺部病变尤其是中央支气管内病变进行确诊，且有较高的确诊率。

(5) 经皮肺穿刺活检（TNB）是在医学影像设备（胸部 X 线、CT）的引导下，利用活检针经皮穿刺通过胸壁、胸膜腔脏层胸膜刺入肺组织，以获取病理诊断所需的组织或细胞标本的诊断技术，目前已被广泛接受为诊断肺结节的主要方法。

(6) 进行肺癌早期诊断或筛查的方法包括应用影像学手段和液体活检技术检测循环或非循环生物标志物两种。

(7) 痰液细胞学检查是肺癌诊断中较为便捷、经济的方法，且因患者易接受、特异性较高等优势而被广泛应用于肺癌的筛查。

2. 治疗

(1)根据肿瘤直径、浸润深度、淋巴结转移情况、远处器官转移情况重新进行病理 TNM 分期评估肿瘤的情况。根据 TNM 病理分期的情况指导治疗，目前肺癌采用手术治疗、放疗、化疗、分子靶向治疗等综合治疗。

(2)在我国，每年因肺癌死亡的患者超过 70 万，居我国恶性肿瘤死亡之首位。肺癌是对人类健康和生命威胁最大的恶性肿瘤。目前，外科手术仍是早期肺癌首选的治疗方法，据统计患者术后 5 年生存率可在 70%以上，但局部中晚期肺癌外科治疗的 5 年生存率仅为 20%左右。因此"早发现、早诊断、早治疗"依然是目前提高肺癌治愈率、降低死亡率最有效的措施。

【预防及健康指导】

(1)定期体检，对于吸烟者、长期接受二手烟或油烟者、有慢性肺部疾病者及肿瘤家族史的人群，定期体检非常重要，可以及时发现肺部问题，将肺癌扼杀在摇篮里。

(2)养成好的生活习惯，不吸烟，不喝酒，保持良好的心态，饮食规律、多食新鲜的蔬菜水果，预防肺癌的发生。有研究证明吸烟是致肺癌的主要因素。因此戒烟尤其重要，不主张为了戒烟改吸电子烟的行为。

(3)空气质量差时做好防护，保护环境及做好职业防护，在被粉尘污染环境中工作的人员，应佩戴好口罩或其他防护面具以减少有害物质的吸入；改善工作场所通风环境，减少空气中有害物质浓度。

(4)加强心理支持，保持心情愉悦，学会释放压力，做好心理疏导，缓解焦虑抑郁情绪产生。

(5)当身体出现症状，一定不要忽视，及时就医，定期复查。

五、中耳炎伴周围性面瘫——病因竟是白血病

【临床案例】

患者，男，60岁，因耳鸣、耳痛合并出现口角歪斜、右眼闭合不全，3天后于耳鼻咽喉科就诊。门诊以急性中耳炎并周围性面瘫收入院，予以抗感染治疗5天后，患者中耳炎的症状有所缓解，但又出现了恶心、呕吐、精神萎靡等症状，实验室检查结果提示血常规异常，于是请血液科会诊后行骨髓穿刺，结果显示：原始幼稚单核细胞占90%，诊断为白血病。

【疾病知识】

白血病是造血系统恶性肿瘤。神经系统并发症的发生率为8.6%~52.4%，近年来有增多趋势。

1.病因

白血病可以侵犯全身任何组织，耳部以侵犯中耳为主，因面神经走行于中耳区域内，中耳炎发作时会侵蚀面神经导致面神经水肿甚至中断，引起面神经功能障碍，导致同侧闭眼不全、嘴角偏向对侧以及同侧额纹消失等面瘫症状，因此当患者有耳痛、流脓、面瘫等耳部特有表现，特别是不伴发热及出血，无肝脾肿大时，很容易造成误诊，被当成急性中耳炎进行治疗，从而延误病情。

2.临床表现

（1）当面神经受损则会出现口角歪斜，闭目困难等面瘫症状。

（2）典型病例常伴有盗汗、消瘦、乏力等症状；脾脏肿大，可表现为巨脾，淋巴结肿大。伴或不伴发热。

(3)当侵犯中耳时表现为听力下降、耳内流脓及耳鸣等症状。

(4)贫血：常常出现中度以上的贫血。

(5)出血症状：患者表现为鼻腔黏膜的出血、皮肤黏膜出血点、瘀斑等。

【诊断与治疗】

1.诊断

引起周围性面瘫的白血病主要是 T 幼淋巴细胞白血病。尽管在大多数情况下，仅通过外周血淋巴细胞的形态和免疫表型就可以诊断 T 幼淋巴细胞白血病，但是为了明确诊断，还是需要同时送检外周血涂片、免疫表型和遗传学特征。

(1)淋巴结病理：淋巴组织异常增生，结合形态及组化 T 幼淋巴细胞白血病累及淋巴结。

(2)血常规检测：白细胞计数异常增多，淋巴细胞显著增多，伴贫血以及血小板计数减少。

(3)骨髓活检病理：骨髓有核细胞量明显增多，T 幼淋巴细胞增多为主，结合免疫组化考虑为 T 幼淋巴细胞白血病。

(4)外周血涂片：淋巴细胞中等大小，核圆、椭圆或不规则形(5%病例呈现脑回样核)。染色质中度致密，有明显的中位核仁。胞质丰富，嗜碱性，无颗粒，常有胞质泡状突起。

2.治疗

(1)如果患者可以耐受化疗，可以通过化学药物静脉，用药治疗，具体用药谨遵医嘱。

(2)靶向药物治疗。

(3)骨髓或者造血干细胞移植。

(4)有研究认为对于白血病侵犯到中耳或内耳的患者只做化疗并不彻底，应同时行耳部的放射治疗。

【预防及健康指导】

(1)日常生活指导：饮食选择应以高蛋白、富含维生素的食物为主，多食新鲜蔬菜水果。注意保持皮肤的清洁，选用柔软舒适的衣物；注意口腔卫生，进食后要及时漱口清除患侧颊齿间的食物残渣，刷牙用软毛牙刷；保护皮肤黏膜，防止外伤导致出血感染；适度体育锻炼很重要，如白血病患者处在急性期，特别是合并发热、贫血、出血或化疗过程中，应卧床休息；缓解期注意劳逸结合。

(2)患者多为突然起病，难免会产生紧张、焦虑、恐惧、烦躁心情，又担心面容改变而羞于见人或治疗效果不好而留下后遗症，因此要根据患者心理特征，耐心做好解释和安慰疏导工作，缓解其紧张情绪，使患者身心处于最佳状态接受治疗及护理，以提高治疗效果。

(3)白血病患者免疫力低下，应注意保护隔离，保持空气清新，少到公共场所，外出佩戴口罩。

(4)注意外周中心静脉导管(PICC)的维护，定期复查，遵医嘱用药，如有异常立即就医。

六、颈部肿物——请不要忽视猫抓病

【临床案例】

10岁的果果近一个星期以来不明原因反复发烧，颈部也突然出现一个肿块，而且肿块还越来越大。到医院经过详细询问病史结合检查结果，医生告诉家长，果果这是患上了猫抓病。原来一个星期前果果在妈妈的带领下在一个猫咖店里体验了一把"撸猫"新潮。正是这次"撸猫"行动，果果不小心被一只小猫咪挠伤了颈部，当时没有在意，却没想到患上猫抓病。原来"撸猫"也是有风险的！如果孩子出现不明原因发热、皮肤损害、淋巴结肿大，又有猫抓伤、咬伤等病史，需要警惕猫抓病并及时就医。

【疾病知识】

猫抓病又称良性淋巴网状内皮细胞增生症，是一种由巴尔通体属细菌引起的人畜共患病，在许多家养和野生的哺乳动物中都可以检查到巴尔通体属细菌，其中猫、犬等是主要宿主。猫抓伤或咬伤是该病从猫传播到人的主要途径。汉赛巴尔通体常存在于猫的口咽部，猫感染后，会形成菌血症，并通过猫身上的跳蚤等寄生虫在猫群中传播，所以猫的带菌率相当高。有报道说，宠物猫的感染率达40%，流浪猫带菌率会更高。

1. 病因

（1）患者发病前通常有被猫抓伤或与猫密切接触史。

（2）一旦被带菌猫咬伤或抓伤皮肤或者舔人的伤口，就有可能将病原传染给人，若人的免疫力低下则可能出现全身症状。

2. 临床表现

（1）猫抓病最常见的症状是局灶性淋巴结炎，首先发生在伤口附近。常受累的淋巴结包括腋窝、头颈部淋巴结，常伴有发热。

（2）当被猫抓伤、咬伤、舔舐后3~10天，如果伤口附近皮肤出现发红、肿胀，形成斑丘疹，相应区域的淋巴结会肿大、化脓，还有可能出现发热、头痛、乏力、腹痛、食欲下降等表现。

（3）少数情况下会出现肌肉痛、关节痛、癫痫发作、意识障碍、结膜炎、视力异常等症状。

【诊断与治疗】

1. 诊断

猫抓病的临床诊断通常根据淋巴结肿大、有猫接触史、患病部位，以及病理学、影像学等检查结果联合给出。

2. 治疗

（1）猫抓病是一种感染性疾病，特点为自限性的局部淋巴结肿大；局灶性淋巴结炎通常在3个月内自发消退，如果及时作出正确的诊断，抗生素治疗将非常有效，同时及早对症治疗可以缩短病程，降低发生全身疾病的风险。当淋巴结化脓时可穿刺吸脓以减轻症状，必要时2~3天后重复进行，不宜切开引流，以免引起慢性引流窦道。淋巴结肿大1年以上未见缩小者可考虑进行手术摘除。

（2）猫抓病的潜伏期一般是3~10天，被抓伤的伤口较浅，伤口皮肤通常在患者出现症状之前就愈合了，因此容易出现漏诊、误诊。

（3）在临床上我们要注意将猫抓病与转移瘤、淋巴瘤等疾病进行鉴别。

【预防及健康指导】

（1）保持皮肤的完整性，我们要尽量避免被猫、狗咬伤、抓伤、舔舐，一旦被抓伤、咬伤立即清理伤口，要迅速挤出伤口附近可能被污染的血，立即用流动的清水和肥皂进行清洗，并对伤口做好消毒，及时就诊切不可大意；当皮肤有伤口、破溃时尽量避免接触猫、狗等动物。

（2）加强手卫生，与猫、狗等动物玩耍后要及时在流动水下用肥皂洗手，洗手时间不少于两分钟。

（3）定期带猫、狗体检并定时驱虫，跳蚤、虱子等体外寄生虫是亨氏巴尔通体的主要传播媒介，为猫驱虫能有效预防猫抓病，尽量少逗野猫，减少身体接触。

七、持久不退的高热——小儿川崎病

【临床案例】

4 岁的童童高烧不退 7 天，家长一直以为只是简单的感冒发烧，来到医院就诊后，医生对童童进行了一系列的检查发现童童口唇发干、眼睛充血、舌头呈现杨梅舌状态，结合检查结果后立即让童童住院治疗，并告知家长这可不是简单的发烧，童童这是患上了川崎病，这个病发病之初和普通的感冒发烧没有什么区别很容易误诊，因此一旦出现持续高热，一定要引起重视立即就医。

【疾病知识】

川崎病，又叫作黏膜皮肤淋巴结综合征。1967 年由日本医生川崎富做首次报道而得名。它是一种病因不明的急性全身中小血管炎综合征，发病年龄常在 5 岁以下。川崎病最大的危害是损害冠状动脉，引起冠状动脉损害、冠状动脉瘤。有调查显示，川崎病已取代风湿热成为我国小儿后天性心脏病的主要病因之一。该病的严重性取决于冠状动脉的损害程度，严重时可能会出现低血压、休克，少数患者可以出现冠状动脉扩张、大小不等的冠脉瘤，甚至血栓形成，极少数患者可能出现冠脉瘤破裂或心肌梗死而危及生命。

1. 病因

目前病因不明确，普遍认为川崎病是由感染因素触发的急性全身免疫性血管炎，可并发冠状动脉病变。也有学者研究认为川崎病可能与遗传、基因易感性有关，致病因子通过直接损害或者超抗原介导致机体免疫失衡，进而引起的以中动脉血管炎为主要表现的多脏器损害临床综合征。

2.临床表现

(1)发热持续 5 天或 5 天以上,最长可持续 2 周至 1 个月。体温为 39℃ 以上,抗生素治疗无效。

(2)双眼球结膜充血,口唇发红、皲裂、杨梅舌、口腔和咽喉黏膜弥漫性充血;

(3)出现多形性皮疹(皮疹的形态有可能多种多样)。

(4)急性期手足硬性肿胀、手掌及指趾端充血;恢复期指趾端甲床皮肤移行处有膜状脱皮。

(5)心血管系统:累及全身血管的炎性病变。部分患儿可出现冠状动脉扩张及冠脉瘤,严重者可发生血栓。

(6)消化系统:大部分伴有食欲减退,部分可有恶心,呕吐,腹泻,腹痛等。

(7)呼吸系统:部分宝宝可出现咳嗽或气促等。

【诊断与治疗】

1.诊断

川崎病是一种临床综合征,主要依靠临床特征并结合全身多系统血管炎的表现及实验室检查进行临床诊断。

(1)实验室检查。

①血常规示白细胞计数升高,以中性粒细胞为主;血红蛋白降低;少数患儿可出现血小板计数降低,多提示病情严重。

②尿常规示白细胞增多但尿培养阴性。

③C 反应蛋白、血清淀粉样蛋白 A 升高,红细胞沉降率增快。

④血生化示转氨酶升高,总胆红素升高,肌酸肌酶及心肌同工酶升高,白蛋白和血钠降低等。

⑤血清炎性因子如白细胞介素 6、肿瘤坏死因子 α 升高等。

⑥血浆脑钠肽或 N 端脑钠肽前体升高,降钙素原轻中度升高,血清铁蛋白、血浆二聚体升高等。

(2)川崎病心肌损伤的心电图表现包括心律失常、P-R 间期延长、非特异性 ST-T 改变、QRS 低电压等。

(3)腹部超声可显示肝脏肿大、胆囊壁水肿、胆囊增大、腹部淋巴结肿大、腹腔积液等;颈部超声可显示淋巴结肿大性质及大小。

(4)临床诊断川崎病时应及早进行超声心动图检查,以了解心脏状况,如是否存在冠状动脉损害,但诊断明确者不必等待超声心动图结果,应及早给予治疗。

2. 治疗

(1)川崎病是一种以全身中小血管受累为主的自限性疾病,多数患儿的预后良好。有学者统计未经治疗者发生冠状动脉瘤的风险高达 25%。川崎病并发的冠状动脉瘤占 40 岁以下成人急性冠脉综合征病因的 5%。因此尽早诊断、对症治疗有利于疾病的预后和并发症的发生。

(2)川崎病病程长短不一,一般按照以下几个阶段划分:

①急性发热期 1~11 天,发热后出现各类主要症状。急性期治疗主要包括静脉输注丙种球蛋白,口服阿司匹林等。

②亚急性期 11~21 天,多数患者体温下降、症状缓解,开始出现膜状蜕皮。重症患者或可持续发热。

③恢复期一般在第四周,病程 21~60 天,症状逐渐消退,如无冠状动脉病变则逐渐恢复。

【预防及健康指导】

(1)患儿发病初期有长时间的反复高热退热,饮食上应给予富有营养、清淡和易消化的食物,不吃过热和辛辣等刺激性食物。急性发作期宜少食多餐,营养充足,提高身体的抵抗力。

(2)无冠脉扩张的患儿可以正常生活,包括参加体育活动,如果有冠状动脉受累,一定要多休息,劳逸结合,如需参加竞技类的体育运动应在医生的指导下方可进行。

(3)遵医嘱用药,定期复诊,孩子病情好转稳定出院后,也需要定期进行心脏彩超及血常规等检查。在患病期间出现心脏并发症的儿童,更需要在医生的指导下长期服药和定期检查，切勿自行停药。值得家长注意的是川崎病患儿有使用过丙种球蛋白者，至少6个月不能打疫苗。同时如果在随访服药期间得了流感，需在医生的指导下停用阿司匹林。正在服用阿司匹林的患儿，要避免碰撞、受伤，预防出血。

八、70%的人体检时遇到的困惑——甲状腺结节

【临床案例】

随着人民健康意识的提高，每年一次的常规体检逐渐普及和推广。37岁的刘先生在进行单位常规体检的时候，检查出来有甲状腺结节，他顿时惊慌失措，以为自己离癌症不远了，就跑回家把所有的啤酒和炸鸡可乐都扔了。每天早睡早起，积极锻炼身体，规律饮食，连爱吃夜宵的习惯都改了。6个月后，他再到医院去检查，显示结节变小了，甲状腺也是正常的。

得知这个结果之后他高兴得不得了，认为自己是一个战胜了癌症的英雄，其实甲状腺结节根本不是癌症。下面就来给大家揭开"甲状腺结节"的神秘面纱。

【疾病知识】

甲状腺是人体内的分泌腺之一，就像一只小蝴蝶躺在人体气管的前面，甲状腺结节是指在甲状腺内长的一类"小疙瘩"，可随吞咽动作随甲状腺而上下移动，是临床常见的病症。当你检查出来有甲状腺结节，不要坐立不安，不要以为肿块像肿瘤。95%以上的甲状腺结节是良性的，剩下5%的恶性结节中有90%是乳头状癌，甲状腺乳头状癌只要及早发现，尽早治疗，其恢复效果是非常好的。

1. 病因

（1）自身免疫功能发生紊乱。

（2）碘摄入过多或过少。

（3）童年放射性照射史。

（4）各种原因造成的精神压力。

2. 临床表现

（1）大多数甲状腺结节患者没有全身症状。

（2）在肿大腺体的一侧或双侧，可扪及多个或单个结节，结节大小不等，质地不均匀，一般增长很慢。

（3）当囊肿样变的结节，如并发囊内出血，结节可在短期内较快增大并有局部疼痛。

（4）当甲状腺结节压迫周围组织，可表现有声嘶、呼吸、吞咽困难、面部肿胀青紫等。

【诊断与治疗】

1. 诊断

（1）甲状腺结节的高分辨率超声检出率为 20% ~ 76%，超声检查是评估甲状腺结节首选且最为重要的影像学检查方法。

（2）甲状腺病变的细针穿刺技术由于操作简便，且具有较高敏感度与特异度，国内外指南均推荐其作为术前评估甲状腺结节良、恶性的最佳方法。

2. 治疗

（1）良性结节而无症状：定期复查。

（2）良性结节而有症状：微波消融术。

（3）恶性结节：手术治疗，术后需根据肿瘤恶性程度、淋巴转移情况等采取个性化治疗，如碘放射治疗等。

【预防及健康指导】

(1)按时体检,医生对颈部的触诊是检出甲状腺结节的最简单、方便的方法。触诊发现的结节占 3%~7%。

(2)饮食中的碘元素对甲状腺的影响最大,高原、山区人群的日常饮食往往含碘不足,应以碘化食盐煮菜,沿海地区人群则应控制碘的摄入。

(3)保持良好的心态、乐观的生活态度。

(4)避免过度劳累,劳逸结合、保持健康的生活与工作方式,也是预防甲状腺病的有效方法。

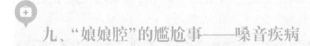

九、"娘娘腔"的尴尬事——嗓音疾病

【临床案例】

26 岁的周先生体型高大、形象帅气,因此吸引了很多人的眼光,可是周先生却很苦恼又很无奈地说道:"我到现在都还没交过女朋友,我既不喜欢穿裙子,性格也是真男人,但是却经常发生被人当作'娘娘腔'的尴尬事。"

这是怎么回事呢?原来周先生真男人的外表下,一开口却是女人的音调,周先生青春期变声后的声音并没有像普通男生一样变得粗犷、低沉,反倒是像女生的声音,音调高而尖细,常常被认为是女生,尤其接电话的时候。这一变化,给他的工作、生活带来了巨大的困扰。甚至一度不敢开口说话,苦恼不堪的周先生遂来就诊,向耳鼻咽喉科医生寻求帮助。

【疾病知识】

"娘娘腔"简单地说,就是男人说话的声音像女人也就是"男声女调",又叫青春期假声。"男声女调"这一病理现象，不仅能影响一个人语言、情感的表达，同时它还可能对患者的身心造成极大的伤害，在工作、生活及社会融入度方面都可能产生不利的影响，因此我们应重视"男声女调"这一类情况的发生。

1. 病因

（1）生理问题：部分青春期的男孩，由于体内性激素的快速升高，喉软骨支架增长速度超过声韧带的增长，声带被拉紧拉长，音调便上升成假声。

（2）心理因素：有些男孩较同龄人早熟，变声比较早，对自己偶尔发出低沉的声音很敏感，怕被同龄人、长辈笑话，于是刻意挤压着喉咙来讲话，维持以前又细又尖的声音。久而久之，形成错误的发音习惯，也可能造成"男声女调"。

（3）其他原因：还有一部分孩子，因为身体变化太大，确实不知道怎么发音。

2. 临床表现

（1）发音问题：说话音调高，假声，似女声。
（2）肌肉紧张：面颊肌紧张，喉肌紧张，发音时喉体上提。
（3）呼吸情况：呼吸短浅，腹肌力量减弱。
（4）共鸣：胸腔共鸣减弱。
（5）心理问题及其他：患者因不能正常发男声经常受到别人的误解和嘲笑，深感尴尬，因此不愿意与人交流，性情变得羞怯、胆小、自卑，并由此而影响了正常的工作和发展。

【诊断与治疗】

1. 诊断

男声女调是一种功能性的发音障碍，喉镜检查下大多数声带的形态和运动并无异常，医生通过听诊及计算机嗓音声学分析即可明确诊断。

2. 治疗

通过嗓音训练即可恢复正常的声音。我们可以通过一些嗓音训练方法，让患者发声时放松身体特别是颈部肌肉，并尽量降低喉的位置，加强腹式呼吸，使用按压喉头发音，降低音调等方法进行嗓音训练诱导出真声。经过这样反复认真的嗓音训练，常常能够获得良好的效果。

【预防及健康指导】

（1）养成良好的发声习惯，节制用嗓，科学发音，忌尖叫、大喊、过多说话，在自然音域范围内练习唱歌，音量适中，不宜拓展音域、音调过高、频率过勤，以免声带受损和过度疲劳。

（2）烟、酒以及酸、辣、过冷、过热的食物易刺激咽喉，引起喉部发炎、声嘶甚至影响声带发育，因此应尽量避免食用。

（3）青少年正处于青春发育期，喉部的生长发育同样需要充足的营养。多摄取蛋白质和维生素丰富的食物，保证充足睡眠，锻炼身体，增强体质，提高免疫力。

（4）有效的发声练习，科学发声。

（5）青春期孩子心思敏感，可能因嗓音变化而感到困扰、自卑，这时，老师和家长应及时关注孩子的心理状态并进行心理疏导，引导青少年正确认识到变声是正常青春期的系列变化之一，以平和轻松的心态度过这个阶段。

十、打个篮球，声音哑了——可能是"环杓关节脱位"

【临床案例】

近日，小涂因声音嘶哑、说话费力、发声易疲劳而求诊于耳鼻咽喉科。热爱运动的小涂既不抽烟也不喝酒，饮食、作息时间也规律，怎么突然就声音哑了呢？家人一直觉得是不是咽炎导致的，可是过了好几天也不见好，医生仔细询问病史结合检查结果发现小涂声音嘶哑竟然是环杓关节脱位引起的。原来一个星期前小涂在打篮球时颈部受了伤，当时只注意到颈部肌肉的损伤，忽视了环杓关节脱位这一重要细节。

【疾病知识】

环杓关节细小，运动灵活，关节囊松弛，声门活动时环杓关节张力增大，而突出的顶体部位容易受到外力的作用，当关节张力不足以抗衡外力作用时即可发生环杓关节脱位。

1. 病因

（1）患者因素。

①环杓关节先天发育不良。

②颈部短粗、声门暴露困难及视野不清晰。

③体型瘦弱、BMI 较小及贫血等。

④老年性环杓关节退行性改变。

⑤肾脏疾病晚期，免疫系统功能低下引起的关节囊松弛。

⑥其他：长期服用糖皮质激素、肢端肥大及某些肠道疾病等。

（2）麻醉因素。

①诱导方式：无论是快诱导和慢诱导插管，都有可能导致环杓关节脱位。但使用肌松剂与否与脱位发生易感性之间的关系尚不明确。

②声门暴露：喉镜置入过深，直接碰撞环杓关节，包括使用普通喉镜、可视喉镜及硬支镜等；喉镜暴露声门，镜片牵拉会厌张力过大；插管时助手不适当的喉外按压等。

③管芯使用：插管时未使用管芯，气管导管管芯超出导管前端，以及管芯过硬直接碰撞环杓关节等。

④气管插管：紧急气管插管、清醒插管或慢诱导插管未使用肌松药时，导管置入过程中声门过于活跃或声门处于关闭状态强行置管，插管时咽反射强烈及喉肌痉挛，均易诱发环杓关节脱位。

⑤喉罩置入：喉罩插入和调整位置及位置本身不合适等，也可引起环杓关节脱位。

⑥导管位置：气管导管置入过浅，充气套囊向外挤压环杓关节，可致关节脱位。

⑦导管拔除：苏醒期患者躁动、自行拔管，以及拔管时套囊内气体排出不充分，可导致关节后向脱位。

（3）手术因素。

①长时间带管：包括长时间手术，如胰十二指肠切除术、心血管外科手术等，以及术后带管时间较长。

②手术体位：俯卧位或术中多次变换体位，均可因导管挤压，导致关节脱位。

③喉部手术：手术操作本身或操作中移动导管，均可引起环杓关节脱位。

（4）侵入性操作。

①胃管置入：胃管置入过程中，胃管盘曲于环杓关节处，可直接损伤环杓关节，特别是胃管材质过硬时更易发生。

②留置胃管：胃管长期挤压，可导致环杓关节处的继发性感染，而导致脱位。

③胃镜置入及 TEE 超声探头置入，也可导致环杓关节脱位。

（5）其他。

①局部外伤：如颈前钝性损伤、穿通伤。

②各类操作对颈前部的压迫，如果受力点为环杓关节处，可导致其脱位。

③喉部各类肿瘤，可对环杓关节造成挤压和推移，从而导致关节脱位。

④某些特殊易感者，当咳嗽、打喷嚏时喉部肌肉的强力收缩，也可导致环杓关节脱位。

2.临床表现

（1）不同程度的声音嘶哑甚至失声。声音嘶哑为环杓关节脱位的典型症状，发声以气息声为主，不能大声说话，高音不能，发声费力，易疲劳，说话时甚至可出现气短胸闷。

（2）严重者出现饮水、吞咽时呛咳，可伴呼吸困难。

（3）部分患者伴有咽痛及吞咽痛。

【诊断与治疗】

1.诊断

（1）病史：有诱发因素，如气管插管、胃镜检查、胃管置入等侵入性操作史。

（2）典型表现：声音嘶哑、饮水呛咳，甚至吞咽困难、咽痛及呼吸困难等。

（3）电子喉镜检查可见杓状软骨黏膜充血、肿胀，声带运动差，声门裂呈不等腰三角形；是临床上最常用检查方法，也用于诊断及喉返神经损伤等疾病的鉴别诊断。

（4）喉肌电图检查可基本确定声带麻痹的原因：是由于环杓关节脱位，还是源于喉返神经损伤。此检查可定性和半定量判断神经肌肉损伤及程度，从而鉴别声带活动不良是关节运动障碍、肌肉受累等机械性原因所致，还是源于神经损伤。

（5）普通 CT 检查因扫描层距太大，对环杓关节脱位诊断意义不大。而轴位多层螺旋 CT（薄层或超薄层）检查可协助诊断环杓关节脱位。扫描范围自舌骨下缘至气管上段，在平静呼吸及 Valsalva 呼吸状态下行薄层扫描，采用不同阈值分别对环杓关节、声带、上呼吸道进行容积重建（3D-VR），可以直观地显示环杓关节的情况，通过图像任意角度旋转，可以从不同的视角观察喉部软骨及关节，从而准确判断杓状软骨前后、左右的移位，同时避免因扫描体位不正引起的杓状软骨不对称假象。声带重建采用仿真内镜模式，只保留声门区部分，观察呼吸状态下声带内收、外展功能及声门裂形态。

（6）对于部分杓状软骨钙化不良或喉软骨软化病患者而言，CT 扫描无法清楚地显示软骨组织。但是 MRI 不仅可以分析软骨形态学，也可分析软骨成分，此时使用 CT 结合 MRI 有利于诊断。

2. 治疗

治疗方法包括手术治疗和非手术治疗，其中手术治疗可分闭合性复位术和开放性复位术；而非手术治疗主要是发声训练法。

（1）闭合性复位术（杓状软骨拨动法）：闭合复位为首选治疗方法，可在局麻下进行。杓状软骨拨动后声音嘶哑可立刻改善，故可作为诊断性治疗。对于前脱位者，于发声时拨动钳末端向内、向后上方轻柔推挤杓状软骨；后脱位者，于吸气相向内、向前上方拨动杓状软骨，每次复位可进行 3~5 次弹拨。复位成功的标准是患侧声带恢复活动、双侧声带闭合完全以及患者发声明显改善，复位效果不佳者可依据关节黏膜肿胀程度，于 2~7 天后再次进行局麻下复位，一般可反复复位 3~4 次。因关节组织纤维化和强直的发生可早至脱位后 48 小时，故目前认为在 24~48 小时内复位效果最为理想。如全身状况允许，应尽早行关节拨动复位术。若杓状软骨肿胀剧烈,可待肿胀大部分消退后进行,但一般不迟于 6~8 周。有文献报道,10 周内进行复位均能获得稳定良好的疗效。即使某些情况下复位效果不理想,也可矫正患侧声带突及声带与健侧声带的垂直高度落差,从而改善发声质量。

(2)对于脱位时间较长(大于 10 周)、多次闭合复位术无法成功者,可考虑开放性手术。通常在全身麻醉下进行。包括声带注射填充术、甲状软骨成形术、环杓关节开放复位术等。

(3)对于全身情况差、不能耐受手术者,可进行嗓音矫治。部分患者经适当训练后,脱位的环杓关节可自行复位,或经对侧声带代偿性偏移后,大部分患者的声嘶和呛咳均可恢复至正常。环杓关节推拿按摩也能一定程度改善声门闭合情况。

(4)抗炎药物辅助治疗,使用类固醇激素或非甾体抗炎药,可有消除局部水肿的作用。

(5)可在手法复位后,肉毒杆菌注射于复位侧甲杓肌和环甲肌内,以助复位后环杓关节的稳定。

【预防及健康指导】

(1)充分的术前评估,尤其是气道评估,避免同种方法反复多次的"试插"。

(2)关注环杓关节脱位相关风险因素的评估,对于易感患者和易感手术,应与患者及家属充分沟通,并着重做好术后观察。

(3)选择合适直径的气管导管,推荐导管壁的适当润滑,以减少摩擦阻力。

(4)避免气管插管操作过程中的呛咳、吞咽等,降低气管插管时喉部肌肉的张力及活跃度,充分的肌松和表面麻醉均是有效的措施。

(5)注意喉镜置入的深度,置入时应循序渐进,避免过深。

(6)声门暴露时避免过度用力,遇有声门暴露困难时及时更换气道器具。

(7)选择合适硬度的管芯,注意管芯在导管中长度,避免管芯超出导管。

(8)插管时,避免不适当力度和位置的喉外按压。

(9)注意气管插管的深度,避免出现导管套囊骑压于声带的状况。

(10)充分、固定导管,推荐应用牙线固定导管,特别在特殊体位和口腔颌面部的手术患者。

（11）全麻时胃管置入，如遇困难应及时采用手法辅助或喉镜辅助，避免反复盲探试插。

（12）危重患者或术后带管的患者，应避免出现躁动。当体位变化时，注意导管的保护，尽量避免导管的移位。

（13）气管导管拔出前确定气囊充分放气，并应避免气管导管的意外拔出。

（14）体育运动爱好者，注意适度合理运动，避免机体受到意外伤害。

十一、感冒后，仍持续清嗓——可能转变慢性喉炎

【临床案例】

近日，王女士因一次感冒后有持续咽喉干燥、异物感迁延不愈而来医院就诊。经询问病史，医生了解到，原来王女士是一位公司高管，由于业务需要下班后仍需各种应酬，难免抽烟喝酒，最近感冒后未待痊愈，仍然陪客户喝酒聊天，一段时间后发现咽喉部干燥不适，感觉喉咙有痰咳不出总是需要做清嗓的动作，有时还会干咳几声。王女士深受其扰，遂求诊于耳鼻咽喉科。医生告诉王女士导致她如此困扰的疾病就是慢性喉炎。

【疾病知识】

慢性单纯性喉炎，黏膜有弥漫性充血，腺体分泌增多和淋巴细胞浸润，黏膜肿胀、浸润可向深部侵入喉内肌层。随着病变继续发展，则有纤维变性及腺体萎缩，黏膜上皮由纤毛上皮变为复层鳞状上皮，黏膜由暗红色转变为灰蓝色并增厚，腺体分泌减少，形成慢性肥厚性喉炎，包括声带黏膜上皮层的增厚及上皮下的肥厚。当黏膜上皮失去纤毛运动，黏稠的分泌物滞留喉部，受呼吸空气蒸发，会有痂皮的形成。除去痂皮，可见黏膜呈深红色，失去固有光泽，有时表面似涂蜡状闪闪发光，常有浅表的腐烂或溃疡存在，形成慢性萎缩性喉炎。

1. 病因

(1)慢性喉炎多继发于急性喉炎反复发作或迁延不愈。

(2)此外用声过度、发声不当等也是其常见病因。

(3)鼻、鼻窦、咽部的感染向喉部蔓延,或者因鼻塞而长期张口呼吸,炎性分泌物流入喉部对黏膜的刺激,以及肺、气管、支气管等感染脓性分泌物对喉部的刺激等,均可导致慢性喉炎。

(4)放射性治疗、干燥综合征、咽喉部特异性感染等也可导致慢性萎缩性喉炎。

2. 临床表现

(1)声音嘶哑、喉部分泌物增多以及喉部烧灼感、异物感、干燥感及清嗓等,均为慢性喉炎常见症状。

(2)病变初期,声音嘶哑可为间歇性,随着声带肥厚或萎缩的加剧,声音嘶哑可为持续性。

(3)慢性萎缩性喉炎患者可有痉挛性咳嗽,分泌物黏稠、结痂为其主要原因,故常有痂块或黏稠分泌物随咳嗽排出,有时其中带有少量血液或血块,分泌物有臭味,但常因鼻臭较重而不被注意。声音嘶哑症状常在早晨起床后特别严重,咳出痂皮后,声音暂时好转。

【诊断与治疗】

1. 诊断

(1)有声音嘶哑,咽喉发干、咽喉中黏痰不易清除及干咳等症状。

(2)喉镜检查。

①慢性单纯性喉炎:喉黏膜弥漫性充血、红肿,声带失去原有的珠白色,呈粉红色,边缘变钝。黏膜表面可见有黏液附着,常在声门间连成黏液丝。

②慢性肥厚性喉炎:喉黏膜肥厚,以杓间区较为明显,声带明显肥厚,可呈现局限性或弥漫性的声带肥厚,向中线靠拢时可见缝隙,声门闭合不良。室带、杓会厌皱襞均可肥厚。

③慢性萎缩性喉炎：喉黏膜干燥发亮、粗糙，常有痂皮附着，呈黄绿色或带黑色。喉内可有少量绿色黏痰，如将痂皮咳除，或可见黏膜有渗血的新鲜创面，但一般没有溃疡。声带变薄、松弛。

2.治疗

(1)去除病因是治疗慢性喉炎的主要治疗措施，治疗容易引起慢性喉炎的例如鼻腔、鼻窦、口腔、呼吸系统及消化系统等疾病。

(2)清除职业性致病因子，戒除不良嗜好、改善生活习惯等，均能有效缓解症状。

(3)休声以及适当的嗓音训练能够改善声音嘶哑情况。

(4)对于分泌物不易排出的患者，可采取局部雾化吸入治疗。

【预防及健康指导】

(1)及时治疗急性喉炎，防止演变成慢性。

(2)防止过度用嗓，对于教师、文艺工作者要注意正确的发声方法，感冒期间尤须注意休声。

(3)加强劳动防护，对生产过程中的有害气体、粉尘等需妥善处理并戴好口罩。

(4)发病时要适当禁声，避免过度用嗓，戒除烟酒嗜好，积极治疗邻近器官病变。

(5)用蒸气吸入、雾化吸入或超短波治疗，消除炎症。

(6)应以凉性和平性食物为主，少食或不食大蒜、辣椒、白酒等刺激性食物。因为这些食物容易诱发或加重黏膜充血，这对咽喉无异于火上浇油。

(7)多吃一些具有清热、生津作用的新鲜蔬菜水果，如梨、甘蔗、西瓜、萝卜、丝瓜、无花果、荸荠、藕、冬瓜、香蕉、百合等。

(8)适度增加蛋白质的摄入，以提高人体的免疫力。人体免疫力的高低与咽喉炎的复发有着直接关系，因此患者应适当增加鱼类、虾、肉类、奶类等优质蛋白的摄入量。在补充蛋白质时要注意少吃羊肉、狗肉等过于温热的食物，否则容易加重咽喉不适的症状。

十二、感染新冠病毒后失声，不要过度担心

【临床案例】

　　小王和小李住同一寝室，两人同时感染了新型冠状病毒，在经历了 4 天高热、全身肌肉疼痛的艰难痛苦日子后，症状开始缓解，但到第 5 天，早上两人起床后突然都说不出话了，嗓子也痛。两人非常紧张，症状都缓解了，怎么说不出话了呢？该不会是网上说的"新冠后遗症"吧？由于新型冠状病毒的不断变异，这种担心也是可以理解的。但这其实并不是新型冠状病毒感染所特有的症状，而是新型冠状病毒感染引起的急性喉炎。

【疾病知识】

　　失声是指当声带由各种原因引起功能异常，发声时声音变得粗糙及沙哑，甚至只有气息声，做计算机嗓音分析时显示无声学信号。

1. 病因

　　新型冠状病毒通过飞沫、气溶胶等方式经上呼吸道途径侵犯人体，引起人体上呼吸道黏膜及黏膜下炎症改变，大量炎症因子释放，导致鼻咽喉黏膜下肿胀及黏膜表面渗出，同时新型冠状病毒具有嗜神经性，容易侵犯鼻腔及嗅觉神经及咽喉感觉神经，出现急性喉炎等耳鼻咽喉疾病相关症状。

2. 临床表现

感染引起的急性喉炎有如下特点：

　　(1) 病毒感染后首先主要引起上呼吸道症状，如发热、鼻塞流涕、咽喉剧痛、咳嗽等。

　　(2) 声嘶或失声多发生在感染 4~7 天后，主要是由于感染首先从鼻部咽部

再向喉部发展，有一个过程。根据声带充血水肿的程度不同，声音嘶哑的程度也各不相同。轻者可仅表现为嗓音的变化：如声音粗糙低沉，沙哑等；严重者可完全失声。

（3）小儿的喉部相对于成人来说比较狭小，除了声嘶外还可引起"犬吠样"咳嗽，就是咳嗽的声音像小狗叫，这是小儿急性喉炎一个非常典型的症状，进一步发展可能引起呼吸困难甚至窒息。

（4）若咳嗽，咳痰持续加重，并咯黄痰等则要考虑并发气管、支气管炎症乃至肺部感染，要高度重视防止发展为重症。

【诊断与治疗】

1. 诊断

（1）常规鼻部及咽部检查可见鼻腔及咽部扁桃体黏膜充血，水肿。
（2）间接喉镜及电子喉镜检查：声带充血、水肿。

2. 治疗

（1）注意休息，尽量少讲话，让声带充分休息。
（2）如有条件可雾化吸入布地奈德，对急性喉炎的治疗非常有效，而且雾化吸入布地奈德有助于预防疾病向下呼吸道发展。
（3）遵医嘱口服治疗咽喉炎的中成药物，如黄氏响声丸、金嗓开音丸、金嗓散结胶囊等对缓解急性喉炎声嘶的症状有所帮助。
（4）若病情较重且并发细菌感染时，可能需要全身应用抗生素。
（5）咳嗽症状严重的患者可对症应用止咳药，痰液较多的可应用化痰药物（氨溴索等）或黏液促排药（切诺等）。
（6）小儿若发生急性喉炎病情常比成人重，发展速度快，若诊断治疗不及时，可能会窒息危及生命。小儿急性喉炎的治疗除了常规的新冠感染治疗外，一般需要全身应用抗生素和激素，并在医院观察，若出现呼吸困难随时进行干预。

【预防及健康指导】

（1）感染新型冠状病毒后出现声音嘶哑症状，经过治疗、休声，症状会在3~5天逐渐好转，嗓音也会逐渐恢复，一般不会引起长久的后遗症，无须过分担心。在嗓音逐渐恢复后，仍要注意保护，不要过度用嗓，勿食刺激性强的食物。

（2）如家中小孩感染新型冠状病毒后出现声音嘶哑并且伴有"犬吠样"咳嗽，千万别耽误，赶紧就医，以免错过治疗的最佳时机。

十三、耳屎的伤心史——为什么把我挖掉？

【临床案例】

"阿姨，耳朵疼，疼，好疼。"一个3岁的宝宝由妈妈抱着来到耳鼻咽喉科就诊，医生通过耳镜检查，发现患儿外耳道内有少量黄色夹杂红色血丝的分泌物，鼓膜破裂穿孔了。询问之下才知道原来是宝妈看孩子耳朵里全是耳屎，担心堵着会影响孩子的听力，便用棉棒掏耳朵，因宝宝不配合，棉棒推进过深导致了鼓膜穿孔。医生嘱咐："一定不要再给孩子掏耳朵了，耳道内鼓膜非常薄，厚度仅约0.1 mm。掏耳朵很容易伤及鼓膜，造成鼓膜穿孔，影响宝宝的听力！"当妈之后，只要关系到孩子，再小的事都是天大的事，连小小的耳屎都让人无比纠结。但在耳鼻咽喉科医生看来，很多我们不经意的小动作，实则隐藏着大风险。

【疾病知识】

耳屎又叫耵聍，属于人体的一种分泌物，它的主要成分也很简单，就是由脱落的皮肤细胞、污物和灰尘构成的。耳屎其实并不是废物，事实上它还是守卫耳道的大功臣。作为耳道的守卫，耳屎可以把细菌、灰尘、虫子都挡住，不会让它们攻击你的鼓膜。耳屎可以保持耳道湿润，脂肪含量为20%的耳屎是比较油腻的，因此它就像耳道皮肤的润肤乳一样，起到滋润耳道保持湿润的作用，同时油腻的耳屎可以避免耳道皮肤干燥造成的瘙痒。当耳朵不小心进水，耳屎还可以阻挡脏水的侵入，防止可能引起的感染性疾病，如外耳道炎、中耳炎等。耳屎可以使外耳道空腔变窄，对传入的声波能起到过滤和缓冲的作用，保护鼓膜。

1.病因

当我们用棉签掏耳朵的时候，如果棉絮残留在耳道中，很有可能导致耳道感染。研究发现，70%的外耳道炎患者在起病前一周都有用棉球清洁耳朵的经历，患者的内耳遭受伤害后，会引起耳鸣和眩晕，甚至导致鼓膜穿孔。过度清理耳屎，最直接的效应便是对听力的影响，甚至还可能导致各种各样的可怕问题，如耳聋、耳鸣等。

2.临床表现

（1）感染：长期频繁地掏耳朵容易破坏耳道环境，导致菌群失调，外耳道红肿，导致外耳道炎、中耳炎等疾病的发生。

（2）听力下降：掏耳朵时如果用力不当，则可能伤及鼓膜，导致穿孔，出现听力下降。

（3）耳痛、耳胀、眩晕：用棉签掏耳朵，会让耳朵里的耳屎越推越深，长期积累，就会形成耳屎栓塞，引起耳痛、耳胀、眩晕等症状。

【诊断与治疗】

1.诊断

在临床上通常用耳内镜即可看到耳内耳屎情况。

2.治疗

（1）在日常生活中如果想清洁耳朵，一般用湿毛巾擦擦外耳道就可以了。

（2）当耳朵中的耳屎过多或者时间过久耳屎积成硬块时，会影响听力，这时耳屎可能不会自行脱落，而且取出困难，应去医院耳鼻咽喉科进行处理。

（3）也可在医生的指导下选用滴耳液软化或清除多余的耳屎。

（4）当耳朵出现脓样或伴有异味的耳屎时，我们需在医生的指导下根据疾病种类选用有效的滴耳液，同时采用正确的方法进行滴药。

①遵医嘱正确选用滴耳液滴耳。通常滴药前清洗外耳道脓液。清洗后，可再滴入其他治疗用耳药。使高浓度药物直接作用于局部病灶处，起到抗炎杀菌、消肿止痛或软化耵聍的作用，治疗效果好。在具体应用时，要根据病情选择用药。

②这里介绍几种常用滴耳液及其适应证。

a.抗生素类滴耳液：如氧氟沙星滴耳液（又叫泰利必妥滴耳液），可用于敏感菌引起的中耳炎、外耳道炎、化脓性中耳炎、鼓膜炎等。氯霉素滴耳液与新霉素滴耳液，均可用于急、慢性化脓性中耳炎。庆大霉素滴耳液，可治疗由细菌感染引起的已穿孔慢性化脓性中耳炎等。

b.过氧化氢溶液：3%过氧化氢溶液（即洗耳双氧水），能分解释放出氧气，是强氧化剂，具有抗菌、清洁、除臭作用。用于已穿孔的化脓性中耳炎。

c.酚甘油滴耳液：用于急性中耳炎鼓膜未穿孔时，以及外耳道炎症的杀菌、止痛和消肿。一般只用3~5天，不宜久用，因久用可使鼓膜增厚，导致听力下降。

d.碳酸氢钠滴耳液：此为碱性溶液，能溶解软化耵聍，用于外耳道耵聍栓塞。

③用滴耳液前，先加温。有一些患者用了滴耳液后，会出现头晕、恶心。这是滴耳液温度过低的缘故。人的耳朵分为外耳、中耳、内耳三部分，内耳前庭器官对冷刺激非常敏感，当滴耳液的温度过低时，会打破内耳的温度平衡，内耳前庭器官受到冷刺激后，就会引起眩晕、恶心。因此，为避免刺激内耳前庭器官，滴耳液的温度最好和体温保持一致。在温度较低的环境下使用滴耳剂时，可事先把药瓶放在手心握一会儿，或者把滴耳液瓶放到40℃左右的温水中温一温，当药液温度与体温接近时，再摇匀后使用。当然，也要注意不能使滴耳液温度过高：一方面，耳道不适应高温液体，温度过高会烫伤耳内黏膜；另一方面，高温下滴耳液药物成分会分解，使药效降低。

④滴耳液是这样"滴"的：滴药时，一般取坐位侧偏头或侧卧于床上，外耳道口向上，牵拉耳郭，将外耳道拉直，这样可以使药液沿外耳道缓缓流入耳内。按医生指定的滴数（滴耳液一般每次滴 3~5 滴，每日滴 3 次。滴液过多不仅浪费药液，而且有引起眩晕等不适反应的可能），将药液滴进耳内。滴药时，滴管不要触及外耳道壁，以免滴管被细菌污染。滴液后，保持原体位 3~5 分钟，并用手指轻轻按压耳屏 3~5 次，通过外力作用使药液经鼓膜穿孔处流入中耳。

【预防及健康指导】

（1）耳屎可以保护耳道，频繁掏耳屎，或者掏耳工具使用不当很容易导致感染，一旦刺破鼓膜，还容易引起中耳炎等疾病发生，对耳朵造成伤害。

（2）用科学的方式掏耳屎。

（3）注意保持外耳道清洁干燥。

参考文献

[1]中国医师协会耳鼻咽喉头颈外科医师分会.儿童扁桃体腺样体低温等离子射频消融术规范化治疗临床实践指南[J].临床耳鼻咽喉头颈外科杂志,2021,35(3):193-199.

[2]中华耳鼻咽喉头颈外科杂志编辑委员会咽喉组,中华医学会耳鼻咽喉头颈外科学分会嗓音学组,中华医学会耳鼻咽喉头颈外科学分会咽喉学组,等.喉白斑诊断与治疗专家共识[J].中华耳鼻咽喉头颈外科杂志,2018,53(8):564-569.

[3]中华耳鼻咽喉头颈外科杂志编辑委员会咽喉组,中华医学会耳鼻咽喉头颈外科学分会咽喉学组,中华医学会耳鼻咽喉头颈外科学分会嗓音学组.咽喉反流性疾病诊断与治疗专家共识(2022年,修订版)[J].中华耳鼻咽喉头颈外科杂志,2022,57(10):1149-1172.

[4]中华医学会耳鼻咽喉头颈外科学分会小儿学组.中国儿童气管支气管异物诊断与治疗专家共识[J].中华耳鼻咽喉头颈外科杂志,2018,53(5):325-338.

[5]郑春歌,姜彦.内镜辅助治疗咽旁间隙肿瘤研究进展[J].中国耳鼻咽喉头颈外科,2022,29(4):236-238.

[6]黄选兆,汪吉宝,孔维佳.实用耳鼻咽喉头颈外科学[M].2版.北京:人民卫生出版社,2016.

[7]谢民强.耳鼻咽喉头颈部感染性疾病[M].北京:人民卫生出版社,2005.

[8]韩德民.过敏性鼻炎[M].北京:人民卫生出版社,2007.

[9]倪道凤.嗅觉基础与临床[M].北京:人民卫生出版社,2010.

[10]席淑新,赵佛容.眼耳鼻咽喉口腔科护理学[M].4版.北京:人民卫生出版社,2017.

[11]孙虹,张罗.耳鼻咽喉头颈外科学[M].9版.北京:人民卫生出版社,2018.

［12］韦明壮，罗绮宁，黄嘉韵，等.感染耳前瘘管的临床特征和手术治疗［J］.中华耳科学杂志，2021，19（1）：27-31.

［13］魏兴梅，陈彪，崔丹默，等.分泌性中耳炎临床应用指南（2004 版修订）［J］.中国耳鼻咽喉头颈外科，2016，23（8）：454-472.

［14］中国医师协会儿科医师分会儿童耳鼻咽喉专业委员会.儿童急性中耳炎诊疗——临床实践指南（2015 年制定）［J］.中国实用儿科杂志，2016，31（2）：81-84.

［15］韩亮，吴贤敏，陈晓云，等.中耳胆脂瘤并发迷路瘘管的临床特征［J］.中华耳科学杂志，2021，19（1）：11-15.

［16］孔维佳，周梁.耳鼻咽喉头颈外科学［M］.3 版.北京：人民卫生出版社，2015.